하루 10분 저속노화 운동법

몸의 시계를 늦추는 생활습관

하루 10분
저속노화
운동법

안병택 지음

메디치

추천사

'운동은 의학이다(Exercise is Medicine)'라는 말이 있습니다. 꾸준하고 적절한 운동은 만성 질환 예방과 관리뿐만 아니라 손상 후 재활 및 스포츠 수행력 향상에 도움이 된다는 사실은 학계 정설입니다. 이 책은 '운동의과학' 관점에서 올바른 운동법과 예방법을 다루고, 운동 효과를 높이는 식습관까지 알차게 다루고 있습니다. 과학적이고 효과적인 저속노화 운동을 하고 싶은 분께 이 책을 훌륭한 지침서로 강력히 추천합니다.

— **이호성** 단국대학교 스포츠과학대학원장

현대인의 건강과 노화 관리에 가장 강력하면서도 현실적인 해결책은 바로 '운동'입니다. 이 책은 바쁜 일상 속에서도 누구나 실천할 수 있는 방법으로 몸의 시계를 늦추는 길을 안내합니다. 직업환경의학에서는 근골격계 부담, 심혈관 건강, 스트레스 관리 등 직장과 생활에서 반복되는 위험 요인이 노화 속도를 가속화한다는 사실은 잘 알려져 있습니다. 항중력 근육을 활용한 자세 강화, 낙상 예방 전략, 연령대별 맞춤 운동, 음식과 마음 건강까지 아우르는 통합적 접근은 단순한 운동서와는 차원이 다릅니다. 이 책은 바쁜 현대인에게 '운동은 시간이 없어 못 한다'는 편견을 깨고, 매일 10분의 실천이 삶의 질을 획기적으로 바꿀 수 있다는 사실을 설득력 있게 보여줍니다.

— **김재윤** 조선대학교병원 직업환경의학과 연구교수

'저속노화'와 '운동'이 그 어느 때보다 중요하지만 뭐든지 과유불급過猶不及입니다. 이 책에선 과한 운동을 경계하는 내용들을 조목조목 언급하고, 올바른 운동법을 삽화와 함께 소개하니 더욱 신뢰가 갑니다. 낙상 예방과 연령대별 '저속노화 전략'도 상당히 훌륭했구요. 운동과 음식의 조화는 물론, 마음 건강까지 살뜰히 챙기는 데에선 다정함마저 느껴집니다. 100세 시대를 넘어 120세 시대를 바라보는 요즘, 의학적 팩트들을 알차게 담아낸 이 책을 여러분께 두 손 모아 추천드립니다.

— **이중열** 대전 이중열한의원장

책을 펴내며
저속노화를 극대화하는 운동 속 보물찾기

따뜻했던 지난 봄날, 서울에 위치한 한 요양병원 재활치료실에 물리치료사, 한의사, 트레이너 직업을 가진 10명이 모였습니다. 우리는 초고령사회에 들어선 이 시점에 어떤 유익한 건강 정보를 책에 담을지 고민했습니다. 각자 직업과 고유한 임상 경험이 다르다 보니 시각도 다양해 자유로운 의견이 모였습니다. 예상 독자부터 주제 선정에 이르기까지 열띤 토의를 했습니다. 따뜻한 차가 그대로 남아 식어가는 줄도 모르고 우리는 집중했습니다. 그 결과, 저속노화에 도움이 되는 운동법을 주제로 공동 집필하기로 의기투합했습니다.

이후 서로 바쁜 일정 속에서도 약속한 기간 동안 최선을 다해 고민하고 글을 썼습니다. 주제에 따라 상이한 견해는 토론해가며 대부분이 신뢰하고 공감할 내용으로 다듬는 데 많은 시간을 할애했습니다. 먼저, 전공자도 고개를 끄덕일 수 있는 과학적인 지식을 담아야 했습니다. 무엇보다 저속노화 운동법에 관심 있는 독자에게 이 내용을 쉽게 전달하는 것이 최종 목표였습니다. 병원과 운동 현장에서 만난 다양한 사례들도 우리의 확신을 키워주었습니다. 특히 현장에서 치료하고 운동을 지도했던 환자 사례를 글로 옮길 때는 생동감 있게 전해지도록 애썼습니다. 이 책은 그렇게 탄생했습니다.

저속노화와 가속노화가 유전적 요인보다 식습관, 신체활동, 스트레스, 수면, 유해물질, 사회적 관계 등 우리의 생활과 밀접하게 관련되어 있다는 사실은 이미 많은 분이 알고 있습니다. 따라서 노화와 노쇠 개념을 이해하고, 노화를 촉진하는 '가속 생활습관'과 노화를 늦추는 '저속 생활습관'으로 연관지을 수 있도록 설명했습니다. 또한 연령대별로 적절한 운동은 무엇인지, 어떤 운동을 집 밖과 안에서 쉽게 할 수 있는지 고민하며 지속 가능한 운동 습관을 구성하기 위해 노력했습니다.

이 책은 운동만 다루진 않습니다. 단순히 건강하고 느리게 나이 드는 운동법뿐만 아니라 활기차고 즐겁게 살아가는 방법을 반영했습니다. 신체적·정신적·사회적 요인을 생각하며, 운동에 도움 되는 식습관과 마음 관리법도 담고 있습니다. 예를 들면 운동 후 마시면 좋은 건강차를 만드는 레시피, 번아웃을 이겨내는 마음을 돌보는 관점과 방법도 있습니다. 곳곳에 있는 참신한 실천법을 찾아내는 책 속의 보물찾기 같은 재미도 있을 것입니다.

몸과 마음의 시계를 늦추고, 더 행복하고 활기찬 일상을 누릴 수 있도록 이 책이 건강 안내자가 되길 기대합니다. 부디 일상을 돌보는 즐거운 독서가 되길 바랍니다. 끝으로 하루 10분 실천을 통해 여유롭고 건강하게 살아가는 삶을 응원합니다.

대표저자 안병택

차례

추천사		4
책을 펴내며		6

1장   느리게 나이 드는 운동 습관 … 11

1	저속노화에 운동이 꼭 필요한 이유	12
2	저속노화 운동의 과학적 효과	19
3	가속노화를 부르는 운동 습관	25
4	저속노화 운동의 4가지 구성 요건	31
5	내 몸에 맞는 Type 1·2 근육 운동	42
6	굽은 자세를 펴는 항중력 근육	47
7	낙상 예방만 해도 8할은 성공	52
8	치매를 예방하는 최신 운동과 습관	58
9	정신 건강을 지키는 운동법	62
10	번아웃을 위한 운동	66
11	연령대별 저속노화 운동	70

2장　집 밖에서 하는 하루 30분 저속노화 운동　　77

　　1　자연과 함께하는 운동, 노르딕 워킹　　78
　　2　다양한 물속 운동, 수중 체조　　82
　　3　몸과 마음을 단련하는 운동, 태극권　　86
　　4　안전하고 효과적인 의자 운동, 체어 요가　　90
　　5　지속적인 단계별 운동, 저중량 근력 운동　　93

3장　집 안에서 하는 하루 10분 저속노화 운동　　97

4장　운동할 때 고려해야 하는 음식　　133

　　1　50대 이후 영양보충제가 운동에 미치는 영향　　134
　　2　저속노화에 독이 되는 음식과 식습관　　139
　　3　운동과 단식으로 알아보는 올바른 다이어트와 식사　　144
　　4　운동 후에 마시면 좋은 건강차　　151

　감사의 말　　154
　주　　157

1장
느리게 나이 드는 운동 습관

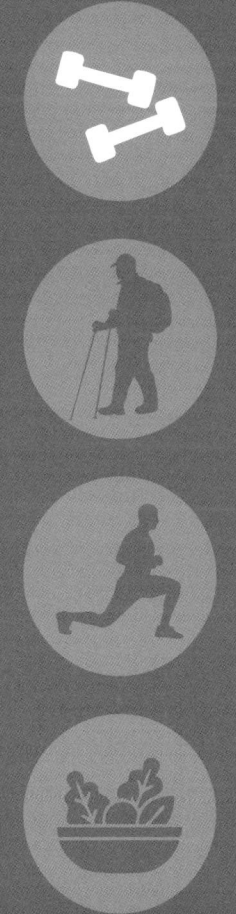

1 저속노화에 운동이 꼭 필요한 이유

렌틸콩으로 근육이 생기진 않는다

40대 후반 여성 선생님, 저는 렌틸콩이 저속노화에 좋다는 효과를 알고 즐겨 먹고 있어요. 토마토, 청경채, 브로콜리도 잘 챙겨 먹어요. 건강에 좋다는 음식으로 식단을 구성했어요. 그런데 어떨 때는 기운이 없고, 근육도 잘 생기지 않아요.

40대 후반 여성은 바쁘게 사는 직장인이다. 30대 때까지 밤새 일도 하고 열정적으로 살았다고 한다. 그러나 마흔을 기점으로 병원 갈 일이 많아졌다. 특히 바닥난 체력으로 인해 일할 때마다 힘들어 했다. 건강 관리의 필요성을 느끼고 저속노화에 좋다는 음식을 찾아 먹거나 식습관을 개선하려 노력했다.

그러나 체력은 단순히 음식만으로 좋아지지 않는다. 음식도 어느 정도 영향을 주지만, 신체활동과 저항 운동을 적절하게 시행하여 근육을 키워야 한다. 일본 만화 〈드래곤볼〉에 나오는 콩 하나로 회복과 힘이 세지는 '선두'는 현실에서 존재하지 않는다. 체력은 신체활동과 운동에 더 큰 영향을 받기 때문이다.

최근 느리게 나이 드는 '저속노화'라는 키워드가 대세다. 평균수명 증가로 건강의 중요성을 알고 많은 사람이 관심을 두고 있다. 저속노화는 생활습관 중 어느 한 가지를 잘한다고 단번에 좋아지긴 어렵다. 저속노화는 적절한 운동, 수면, 식단, 긍정적인 생각, 사회적 관계 등이 필요하다. 이 중에서 '운동' 또한 전문적이고 특수한 분야다. 저속노화에 맞는 운동 설계가 필요하다.

노화의 개념과 성공적 노화

먼저 '노화'라는 개념을 알아보자. 노화는 인간이라면 누구나 겪는 피할 수 없는 현상이다. 노화가 시작되면 시간의 흐름에 따라 생체 구조와 기능이 약해진다. 많은 사람이 노화를 부정적으로 생각하지만 노화에도 '성공적 노화Successful aging'가 존재한다. 성공적 노화는 단순히 수명이나 생존이 아닌 노화의 질적인 측면을 의미한다. 사회와 경제가 발전하면서 양보다 질이 더 중요한 세상이 되었다. 개인의 선택과 노력에 따라 만족스러운 노년기를 보낼 수 있는 성공적 노화는 노화 과정을 긍정적으로 수용한다.

그렇다면 어떻게 해야만 성공적 노화를 이룰 수 있을까? 크게 3가지 요소로 나눌 수 있다. 구성 요소는 신체적·정신적·사회적 요인이다. 상호보완적인 이 3가지를 모두 충족해야 성공적 노화를 이룰 수 있다. 이 중 한 가지만 문제가 생겨도 몸 전체에 영향을 미친다. 달리 생각해보면 하나가 향상되면 전체가 좋아질 수 있다. 예를 들어 하체의 근력 증가는 이동을 가능하게 한다. 또한 하체 근력이 좋아지면 균형을 잘 잡게 되면서 혼자서도 마음껏 다닐 수 있게 된다. 결국 사회 활동에 참여할 수 있게 되고, 심리적 안정과 정신 건강에 긍정적인 영향을 준다.

임상 현장에서 신체적 문제가 정신적·사회적 문제로 이어지는 경우가 흔하다. 60대 초반 여성이 발목을 접질려 병원에 내원했다. 증상이 심하고 만성화되었다. 이 여성은 잘 걷지 못하고, 일상에서 활동량도 줄어들었다. 이것은 결국 우울감으로 이어졌다. 신체적 고통으로 우울증을 앓는 경우는 흔하다. 미국 예일대학교 공중보건역학 연구팀은 신체적 장애가 우울증의 잠재적 위험 요소라는 증거를 발견하고 결과적으로 신체적·정신적 건강을 급격히 악화시킨다고 보고했다.[1]

노화의 세 번째 시기 평생 유지하기

사회정치학자 피터 라슬렛Peter Laslett은 저서 《A Fresh Map of Life: The Emergence of the Third Age(1989)》에서 인생을 4단계로 나눴다.

- 제1시대: 성장과 배움의 시기
- 제2시대: 독립하여 취업하고 책임을 지는 시기
- 제3시대: 퇴직 이후 자율의 시기
- 제4시대: 노쇠와 의존이 시작되는 시기

이 중 특히 중요한 것은 바로 노화가 일어나는 시기인 제3·4시대이다. '제3시대Third age'는 은퇴 후 여유롭고 건강하며 자율성이 높아 활동적인 상태를 의미한다. 반면 '제4시대Fourth age'는 건강이 쇠퇴하여 타인에게 의존하며 죽음과 가까워지는 시기다. '제4시대'를 최대한 지연시키는 것을 목표로 하여 건강수명을 늘리는 것이 중요하다.

이 두 시기를 구분하는 기준은 단순히 나이가 아니다. 그 기준은 건강 상태, 능동성, 사회 참여 여부를 중점으로 보고 있다. 개인의 노력으로 건강을 잘 관리하며 능동적으로 사회에 참여하고 있는 사람은 나이에 상관없이 '제3시대'에 속할 수 있다. 실제로 80대~90대도 충분히 해당될 수 있으며, 최근 우리 주변에서도 어렵지 않게 찾아볼 수 있다.

'제3시대'는 '제2의 인생' 혹은 '제2의 성장'이라 불리며 초고령사회에 있어서 중요한 의미를 가진다. 피터 라슬렛은 '제3시대'를 '생애에서 가장 가치 있고 창조적인 시기'로 정의하고 그 중요성을 강조했다. 이 시기에는 그동안의 책임감을 잠시 내려놓고, 새로운 시작을 준비할 수 있다. 자신을 위한 시간을 가지며 삶의 만족도를 높이기 위해 노력한다면 우리가 성공적이고 행복한 노년을 맞이할 수 있도록 도울 것이다. '제3시대' 준비는 빠를수록 좋고, 이를 위한 방법 중 하나로 운동은 필수적인 요소이다.[2]

노쇠와 노화를 늦추는 효과적인 방법

노쇠와 노화는 비슷해 보이지만 큰 차이가 있다. 노쇠Frailty는 '나이와 관계없이 신체 안팎 스트레스에 대항하는 예비 능력이 줄어드는 것'을 의미한다. 노화Aging는 '나이가 들면서 신체 구조와 기능이 점점 퇴화하는 것'을 의미한다. 노쇠는 연령과 관계없이 청소년도 질병과 사고로 생길 수 있고 노화는 성장과 발달이 끝난 시점부터 자연스레 시작된다. 하지만 노쇠와 노화 모두 근력이 특히 중요하다. 근력 저하는 판단력을 떨어뜨리기 때문이다. 체력과 판단력 모두 활동이 줄어드는 원인이 된다. 이 변화는 거의 동시에 일어나며 악순환을 반복하게 된다. 노쇠한 상태에서는 회복이 매우 더딘 것이 특징이다.

노쇠를 평가하는 기준은 다음과 같다.

1. 근력이 약하다.
2. 걷는 속도가 느리다.
3. 평소의 신체활동량이 적다.

4. 기력이 없다고 느껴진다.

5. 이유 없이 몸무게가 감소했다.

5가지 항목 중 3개 이상이면 '노쇠', 1~2개는 '전 노쇠', 0개는 '건강한 상태'로 분류한다. 노쇠는 이처럼 신체적 기준이 중요하다. 노쇠는 식욕을 감소시키고, 우울감 악화, 낙상 위험 증가 등의 여러 문제로 이어진다. 중요한 건 노쇠는 단순히 나이와 비례하지 않는다는 것이다. 질병, 사고 등으로 인해 일상생활에 지장을 주는 정도의 심각한 기능 저하는 비정상적인 노화 과정을 일으킬 수 있다.

현재까지 노쇠를 예방하거나 회복하는 방법 중 가장 잘 알려진 것은 규칙적이고 체계적인 운동이다. 운동은 근육을 키우고 뇌 건강에 도움을 주며 질환을 예방한다. 동시에 독립적인 생활을 가능하게 도와준다. 운동은 최고의 치료법이자 예방법이다.

미국 질병통제예방센터CDC에서는 신체활동 부족을 만성 질환의 실제 원인으로 정의하고 있다. 이에 대한 예방책으로 3가지를 제시한다.

- **1차 예방** : 건강 증진을 통해 질병의 가능성을 줄이는 것
- **2차 예방** : 질병의 진행을 예방하는 것
- **3차 예방** : 발생한 질병의 치료

운동은 모든 경우에 좋지만, 특히 1차 예방 단계에서 가장 중요하

다. 즉 질병이 생기기 전에 원인을 차단하는 것이다.[2] 우리는 더 이상 단순히 오래 사는 것이 목표가 되어선 안 된다. 노화의 속도를 늦춰서 아프지 않고 건강하게 오래 사는 것이 중요하다. 즉 '노화의 질'을 높이는 것을 목표로 해야 한다. 저속노화를 위해 운동이 꼭 필요한 이유다.

2. 저속노화 운동의 과학적 효과

운동은 과학적인 저속노화 중재다

최근 질병 인구 비율은 눈에 띄게 증가하고 있다. 아이러니하게도 진단 기술의 발전 때문에 질병을 조기 발견하고 질병을 앓고 있는 사람들은 발전된 치료 기술로 생명이 연장되었다. 우리는 질병 없이 건강하게 오래 살 수 있는 삶을 목표로 한다. 병에 걸리는 비율을 낮추고 질병과 장애를 일으키는 몸의 변화를 늦춰야 한다. 바꿔 말하면 '노화를 지연'시켜야 한다.[3] 노화를 늦출 수 있는 대표적인 예방법 중 일상에서 실천하기 좋은 방법이 바로 운동이다.

60세가 넘어가면 스스로 움직임을 조절하는 신체 기능이 떨어지기 시작한다. 조절 능력이 감소하면 신체의 노화 속도가 빠르게 작동한다. 몸이 마음대로 되지 않는다면 자신감이 떨어지고 신체 활동이 줄어들면서 결국 더 움직이기 어려워지는 악순환의 고리에 빠지게 된다. 다행히 이러한 신체 노화는 규칙적인 신체활동으로 늦출 수 있다.

규칙적인 신체활동은 모든 연령대에 도움이 되지만 특히 노년층에게 좋다. 규칙적인 신체활동은 스스로 생활이 가능하도록 도와주며 장애를 줄이고 삶의 질을 높일 수 있다.[4] 8년에 걸쳐 연구한 결과에 따르면 매일 신체활동을 15분에서 최대 100분까지 추가할 때마다 모든 원인으로 인한 사망률이 4%씩 감소하는 것으로 나타났다.[5]

운동과 관련된 연구에서는 신체활동이 없는 사람은 병에 걸리거나 사망할 위험이 크다고 밝혔다.[6] 예를 들어, 오랫동안 침상에 누워 있게 되면 심장과 폐 기능이 떨어져 들이마실 수 있는 산소량이나 심장이 피를 전신으로 보내는 양이 줄어든다.[7] 이 외에도 혈당을 조절하는 인슐린 기능과 근육, 장기의 기능까지도 떨어진다고 보고했다.[8]

미국 보건복지부의 《신체활동 지침 가이드라인(2008)》에 따르면, 신체활동과 사망률 간의 깊은 연관성이 있다고 보고했다. 활동적인 사람은 활동량이 없는 사람들과 비교했을 때 사망 위험이 약 30% 낮은 것으로 밝혀졌다. 거동이 불편한 경우에도 계속해서 몸을 움직이며 활동했을 때 사망률이 줄어드는 것으로 나타났다.[9]

신체활동이 부족할 경우 당뇨병과 같은 만성 질환의 위험도 높아진다. 수명이나 장애를 경험하는 정도에도 영향을 미친다. 같은 나이에 사망하더라도, 신체활동이 많은 그룹은 장애를 경험한

질병 및 증상	운동 효과
심장과 폐 기능	숨쉬기 힘들고 쉽게 지치는 심장과 폐 기능 향상에 도움된다.
당뇨	혈당 조절, 인슐린 기능이 향상된다. 제2형 당뇨병 예방에 효과적이다.
각종 장애	장애를 겪는 기간이 짧아진다. 활동량이 많으면 병이 와도 회복이 빨라진다.

시간이 적었다. 반대로 신체활동이 적은 그룹은 더 오랜 기간 장애 상태를 겪었다. 즉, 평생 신체활동이 부족하면 수명이 단축되고, 장애를 겪는 기간은 더 길었다.[10, 11]

운동을 통해 자연스럽게 얻어지는 효과는 특정 약물 치료보다도 뛰어나다고 알려져 있다. 운동은 뇌, 신경, 혈관, 간, 지방, 근육 등 우리 몸의 대부분을 하나로 작동시킨다. 그래서 움직임과 에너지를 쓰는 기본적인 활동이 잘 이루어지도록 한다. 몸 전체의 균형을 잡아주는 운동의 효과는 약 하나로는 따라갈 수 없는 큰 효과를 가진다.[2]

운동은 수면과 저작 능력을 돕는다

50대 초반 직장인 남성은 오랫동안 불면증으로 고생했다. 잠들기가 좀처럼 쉽지 않았고, 잠들더라도 자주 깨는 탓에 늘 피곤함을 느꼈다. 수면제 복용을 고려하던 중 퇴근 후 매일 30분씩 동네 공원을 걸으며 신체활동을 시작했다. 꾸준히 걸은 지 두세 달이 지나자 놀라운 변화가 찾아왔다. 잠자리에 들면 15분 이내로 잠이 들었고, 밤중에 깨는 횟수도 현저히 줄어들었다. 그는 "운동이 이렇게 숙면에 도움이 될 줄 몰랐다"라며 큰 만족감을 보였다.

운동과 수면에 대한 연관성은 오래전부터 강조되었다. 수면은 '잠을 자는 일'이자 동시에 '활동을 쉬는 상태'로 정의된다. 자는 동안 호흡은 편안하고 근육은 부드럽게 풀리며 뇌는 휴식할 수 있어야 한다. 만약 자는 동안 근육이 뻣뻣해서 아프거나 불편하다면, 뇌는 쉬지 못하고 계속해서 에너지를 사용하면서 잠을 설치게 된다. 적절한 운동을 통해 근육이 이완되고 통증이 줄어들면 수면이 편안해진다. 자는 동안 나오는 호르몬에도 영향을 미쳐 수면의 질과 효율을 향상시킨다.[12]

80대 초반 여성은 나이가 들면서 턱 힘이 약해져 통증으로 질긴 음식은 거의 먹지 못했다. 고기나 딱딱한 과일을 씹는 것이 힘들어 부드러운 음식 위주로 식사했다. 가족들은 영양 불균형으로 이어지지 않을까 걱정이 컸다. 그러던 중, 지역에서 진행하는 운동 프로그램에 참여하게 되었다. 이후 매일 1시간씩 턱 주변의 긴장을 풀어주는 스트레칭과 전신 운동을 꾸준히 실천했다. 예전에는 엄두도 못 냈던 돼지고기와 사과를 먹는 것이 가능해지면서 가족들이 깜짝 놀랐다. "몸 전체가 기운이 나니 입맛도 좋아지고, 턱도 통증 없이 더 잘 움직이는 것 같다"라며, "이제는 먹고 싶은 걸 언제든 먹을 수 있어 정말 좋다"고 말했다.

노화로 인해 근력이 감소하고 움직임이 줄어들면, 음식을 씹는 능력이 떨어지고 소화가 잘되지 않을 수 있다. 동시에 우울감으로 인해 식욕도 떨어질 수 있다. 운동을 통해 근력이 향상되면 먹는 양이 늘어나 영양분을 충분히 섭취할 수 있게 됨으로써 건강을 유지하는 데 큰 도움이 된다.

저속노화 핵심은 자기 조절 능력

60세 중반 남성은 퇴직 후 활동량이 줄면서 체중이 증가했고, 혈당 수치도 높아졌다. 그는 하루 30분씩 걸으며 수면, 식사, 기분을 체크했다. 3개월 후 체중이 4kg가량 감소했고 공복 혈당도 개선되었다. 무엇보다 자신의 생활을 스스로 관리한다는 자신감이 커지면서 위축되었던 사회 활동에도 다시 참여할 수 있게 되었다.

저속노화의 핵심에는 '자기 조절Self-regulation'이라는 개념이 존재한다. 자기 조절은 자신의 감정, 행동, 충동 등을 스스로 통제하고 조절하는 능력을 말한다. 최근에는 자기 조절 능력이 높을수록 규칙적인 생활과 운동이 가능하고 정신적으로는 안정적인 상태라고 본다. 결국 이런 습관과 마음가짐이 노화를 늦추는 데에도 효과적이라는 연구가 많다.[13] 그러나 노화로 인한 인지와 건강의 변화는 스스로 조절하는 것이 어려워진다.[14]

위에 제시된 과학적 증거들은 신체활동 부족이 신체의 거의 모든 세포, 장기, 몸의 시스템에 나쁜 영향을 미치고, 수명까지 단축시킨다는 점을 명확히 보여준다. 이러한 건강 문제를 예방하고 해결하기 위한 해답으로 여러 전문가는 '운동'을 추천하고 있다.[13] 결국 운동은 단순한 선택이 아닌, 생존과 건강을 위한 필수 요소임을 말해준다.

3   가속노화를 부르는 운동 습관

과도한 운동으로 생기는 몸의 생화학적 변화

운동이 우리 몸에 긍정적인 영향을 미친다는 것은 누구나 알고 있는 사실이다. 그러나 과연 운동은 어떻게 하든 상관없이 좋기만 할까? 안타깝게도 그렇지 않다. 자신의 신체 한계를 무시한 운동은 오히려 건강을 해칠 수 있다. 때로는 신체 노화를 가속시킬 수도 있다. 과도한 운동 후 발생하는 운동 손상의 생화학적 문제에 대해 살펴보도록 하자.

① 활성산소의 과다 생성

지나친 운동이 활성산소의 과다 생성에 영향을 미칠 수 있다는 연구 결과가 있다. 활성산소는 산소가 몸속에서 대사 작용이나 외부 자극(자외선, 스트레스 등)을 통해 변형되어 매우 높은 반응성을 지닌 상태의 산소 분자를 말한다. 적정 수준의 활성산소는 근육 세포의 성장과 발달에 큰 도움이 되고 세포 간 신호 전달 과정에서 중요한 역할을 한다고 밝혔다. 하지만 운동할 때 지나치게 높은 농도의 활성산소가 발생하면 근육에 오히려 스트레스가 되어 근력 생성에 문제를 줄 수 있음이 밝혀졌다.[15]

준비 운동 없이 시작한 격렬한 운동이나 자신의 신체 한계를 넘어선 고강도 운동은 활성산소의 급격한 증가로 이어질 수 있다. 활성산소의 생성을 막기 위해서는 운동 시작과 종료 후 스트레칭이나 마무리 운동을 꼭 해야 한다. 운동 후에는 근육의 회복을 위해 충분한 휴식과 단백질 섭취도 필요하다.

② **호르몬 불균형 유발**

과도한 운동은 코티솔 호르몬 증가를 유발하기도 한다. 코티솔은 정신적 혹은 신체적으로 부담이 되는 상황에 반응하여 분비되는 스트레스성 호르몬이다. 코티솔 호르몬이 체내에서 지나치게 증가할 경우 우리 몸에는 여러 부작용이 발생한다. 근육량이 감소하고, 면역 체계는 무력해지며, 만성 피로가 쌓이게 된다.

당뇨 환자 역시 운동 강도를 적절히 조절해야 한다. 유산소 운동은 에너지 소모를 통해 혈당 조절에 효과적인 것으로 알려져 있다. 그러나 지나치게 높은 강도의 운동은 코티솔, 카테콜아민 같은 스트레스 호르몬의 생성을 유발하여 일시적으로 혈당을 상승시킬 수 있다. 당뇨 환자는 혈당이 높아져 있을 때 혈당을 낮춰주는 인슐린 호르몬의 기능이 떨어진 상태에 있다. 따라서 운동 중 급격히 혈당이 상승하는 것을 막기 위해 유산소 운동과 근력 운동을 적절하게 분배해야 한다. 운동 후 혈당이 급격히 상승했다면 수분을 잘 섭취하고 휴식을 취하면서 혈당을 수시로 확인해야 한다.

호르몬의 균형이 깨지면 우리 몸에 여러 가지 변화가 찾아온다. 몸이 쉽게 피로해지고, 체중이 갑작스럽게 증가하는 등 다양한 변화가 생긴다. 충분한 수면을 취했음에도 불구하고 개운함을 느끼지 못하는 경우도 흔하다. 과도한 운동은 피로와 근육통과 더불어 호르몬 불균형을 가져오기 때문에 지나친 운동을 피하고 가벼운 운동을 하면서 영양 관리를 병행해야 한다.

③ 오히려 독이 되는 운동

적절한 운동은 관절에 영양을 공급하고 혈액 순환을 원활하게 하며 근육량을 증가시키는 효과가 있다. 하지만 반대로 지나친 운동은 여러 문제를 일으켜 심한 경우 생명을 위협하는 질환으로 이어지기도 한다.

2010년에 발표된 연구에 따르면, 지나친 운동은 신체에 심각한 스트레스를 줄 수 있으며, 운동유발성 횡문근융해증을 유발할 수 있다고 한다.[16] 횡문근은 팔과 다리에 있는 근육처럼 일상생활에서 우리 몸을 움직이게 하는 근육들이다. 운동유발성 횡문근융해증은 격렬한 운동 이후 근육 세포 내 성분들이 세포 외부나 혈액 또는 소변으로 빠져나오게 되면서 발생하는 질환이다. 주 증상으로는 심한 통증, 부종, 단백뇨 등이 있으며 심한 경우 급성 신장 손상으로 진행되어 신장 투석이 필요한 상황으로 이어지기도 한다.

우리가 운동을 즐기다 보면 때때로 운동 그 자체에 과도하게 몰입하는 경우가 있다. 기존에 했던 운동 강도에 적응되면 우리 몸은 좀 더 강한 자극을 원하기도 한다. 하지만 신체 한계를 넘어선 강도 높은 운동을 반복적으로 하게 되면 건강을 위해 했던 운동이 되려 몸에 손상을 주기도 하므로 조심해야 한다.

잘못된 운동 방식은 부상을 가져온다

50대 중반 남성 환자가 병원을 찾았다. 의사는 상완이두근 힘줄염으로 진단했다. 환자는 집에서 운동하다가 다쳤다고 했다. 어떤 운동을 했는지 물었더니 주 4~5회 정도 운동을 하는데, 하루에 팔굽혀펴기 100개(컨디션이 좋은 날은 횟수를 더 추가했다고 한다)에 턱걸이 5~7회를 기준으로 2~3세트 정도를 한다고 했다. 좀 지나치다 싶어 "왜 그렇게 운동을 하세요?"라고 물었더니 자꾸 배가 나오고 팔다리가 얇아지는 것 같아 SNS에서 운동 방법을 찾아 배웠다고 하였다. 처음에는 운동 후 근육이 단단해지는 느낌이 들어서 좋았지만 점차 운동 부위에서 뻐근한 느낌이 들었고 휴식을 취한 후에도 그 뻐근함이 사라지지 않았다고 했다. 나중에는 팔을 위로 들 때 어깨에서 통증이 느껴졌고, 결국 어깨 통증을 회복하기 위해 병원을 찾게 된 것이다.

이 남성의 문제점은 과연 무엇일까? 충분한 휴식 시간 없이 강도 높은 운동을 반복했기 때문에 어깨 근육의 힘줄에 염증이 생겼고 결국 통증을 느끼게 되었다. 이 남성이 적절한 강도, 휴식 시간, 부상 가능성 등에 대한 정보를 접하고 운동을 했다면 부상을 예방하고 치료에 드는 비용과 시간을 아낄 수 있었을 것이다.

운동을 처음 접한다면 혹은 다양한 운동을 통해 새로운 자극을 원한다면 먼저 전문가에게 조언을 구하는 것이 좋다. 전문가와 함께 운동한다면 보다 안전하고 효과적으로 건강한 삶을 지킬 수 있다.

운동 중 무심코 하는 위험한 습관

운동 후에는 근섬유의 회복을 위해 올바른 영양분을 섭취해야 한다. 특히 고강도 운동 후, 대략 30~40분 이내에 단백질과 탄수화물을 1:3 혹은 1:4 정도로 섭취하는 것이 좋다. 탄수화물이 부족할 경우 단백질이 에너지원으로 쓰여 근섬유의 회복이 어려울 수 있다.

운동 후에는 에너지 소모가 많아 뇌에서 더 많은 에너지를 요구하게 되므로 식욕이 늘어난다. 이때 고칼로리 음식을 섭취하게 되면 운동으로 소모한 칼로리보다 더 많은 칼로리 섭취할 수 있어서 체중이 늘어날 수 있다. 또한 운동 중이나 운동 후에 섭취하는 간식이나 탄산음료 등은 혈당을 급격히 상승시킨다. 이는 혈당 스파이크(혈당 수치가 급격히 상승하는 현상)를 유발할 수 있으므로 당뇨 환자에게는 각별한 주의가 필요하다.

    운동 과정 중 충분한 수분 보충도 필요하다. 가벼운 탈수는 어지럼증, 무력감을 가져온다. 심한 경우 의식 저하 또는 사망에까지 이르게 된다. 따라서 운동 전·중·후의 상황에 맞추어 적절한 수분 섭취가 중요하다. 수분 섭취는 운동을 하기 2~3시간 전 체중당 5~7mL 정도가 적당하며, 운동 중간에는 보통 성인을 기준으로 시간당 0.8~1.5L 섭취를 권하고 있다. 그리고 운동 후에는 감소한 체중에 맞추어 수분 섭취(감소된 체중 kg당 1.5배)를 하는 것이 좋다.[17]

    많은 사람이 체중을 감량하기 위해 운동을 하고 극단적으로 음식을 절제하기도 한다. 때로는 몸에 부담이 되는 원푸드 다이어트(체중 감량 기간 동안 한 종류의 음식만을 섭취하는 방법)로 체중 감량을 시도하는 사람들이 있다. 특히 보디빌딩 대회를 목표로 하거나, 바디프로필 등을 찍기 위해 단기간에 많은 체중을 감량하는 경우 체내 영양소의 균형이 무너지기도 한다. 또한, 기초대사량의 변화가 생겨 오히려 쉽게 살이 찌는 체질로 바뀌는 경우도 생긴다. 적절한 식단과 지속 가능한 운동을 통해 건강한 체중을 오래도록 유지하는 태도가 성공적인 다이어트를 만든다.[18] 단기간에 운동과 다이어트를 해서 빠른 효과를 보는 것보다 꾸준히 운동을 해야 건강도 지키면서 좋은 효과를 볼 수 있음을 잊지 말자.

4 저속노화 운동의 4가지 구성 요건

슈퍼 에이저(Super Ager)의 특징

최근 노화 연구에서 '슈퍼 에이저'라는 말이 주목받고 있다. 이는 고령이지만 인지와 신체 능력이 젊은 사람들과 비슷하거나 오히려 더 우수한 수준을 유지하는 사람들을 의미한다. 이들은 일반적인 노화 현상과는 다르게 기억력뿐만 아니라 집중력과 문제 해결력까지 높다. 또한 만성 질환 없이 활발한 삶을 유지하고 있는 걸 볼 수 있다. 흥미로운 사실은 이러한 현상이 유전적 요인보다는 규칙적인 운동 습관에서 비롯된다는 점이다. 운동은 몸 전체의 노화 시계를 늦추는 데 효과적인 방법으로 평가받고 있다.

규칙적인 운동은 심장, 폐, 근육 및 뼈를 강화한다. 나아가 뇌 혈액 순환을 증가시켜 기억력과 집중력을 높이며, 신경 세포를 활성화한다는 연구 결과가 있다. 실제로 슈퍼 에이저는 높은 수준의 뇌 건강을 보이는데, 이는 신체적·정신적 활동을 꾸준히 실천한 결과로 보고 있다.

그렇다면 이토록 중요한 운동을 단순히 많이 하는 것이 좋을까? 단연 아니다. 적당한 운동은 신체를 강화해 삶의 질을 높여주지만 과한 운동은 오히려 건강을 해치고 노화를 가속시킨다.

65세 이상 성인의 전 세계 운동 권장 기준

운동은 모두에게 동일한 기준을 적용하기보다는 연령 및 신체 상태에 따라 달라야 한다. 세계보건기구WHO에서 권장하는 65세 이상 성인의 신체활동 기준을 참고할 수 있다.

첫째, 중강도(노래를 부르기 힘든 정도)로 주당 150~300분 혹은 고강도(대화하기 힘든 정도)로 주당 75~150분 정도의 신체활동을 한다. 아니면 이 2가지 강도의 활동을 적절히 섞어서 시행한다.

둘째, 최소 10분 이상 지속해야 한다.

셋째, 이동성이 좋지 않은 65세 이상 연령대의 성인은 균형을 강화하고 낙상을 방지하기 위해 주 3일 이상의 신체활동을 해야 한다.

넷째, 주요 근육군을 포함한 근력 강화 활동은 주 2일 이상 실시해야 한다.

다섯째, 자신의 능력과 상태에 맞는 신체활동을 해야 하며, 중간 수준에서 시작하여 점진적으로 높이는 것이 적절하다.

캐나다와 호주에서는 65세 이상의 성인에게 적어도 매일 30분씩 중강도 혹은 고강도의 유산소 운동을 추천한다. 이때 활동은 10분 이상씩 나누어서 해도 된다. 근육 운동을 추가하면 자세와 균형에도 도움이 된다.

    이 기준들을 바탕으로 저속노화를 목표로 할 때 꼭 지켜야 할 4가지 구성 요건에 대해서 알아보자. 크게 운동의 종류, 지속시간(얼마 동안), 빈도(얼마나 자주), 강도로 나누어 볼 수 있다.

운동에 따라 달라지는 노화 속도

• 유연성 운동(스트레칭)

유연성 운동은 가장 기초가 되는 운동이다. 관절의 가동 범위를 늘려 굳어진 관절과 근육을 풀어주고 몸을 부드럽게 만들어 통증을 줄여준다. 스트레칭을 하면 근육이 늘어나서 오히려 약해지지 않을까 오해하는 사람이 많지만 사실은 전혀 그렇지 않다. 보통 근육이 충분히 늘어나지 않은 상태에서 운동하면 오히려 부상 위험이 높아진다. 근육은 늘어난 만큼 수축하여 힘을 낼 수 있는 성질이 있기 때문에 스트레칭 또한 근육을 강화하는 방법 중 하나이다. 유연한 몸은 부상 위험을 낮추고, 일상생활의 움직임을 훨씬 편하게 만든다. 스트레칭은 아침·저녁, 운동 전·후, 혹은 생활하는 중간마다 틈틈이 해주는 것이 좋다.

• **균형 운동**

나이가 들수록 균형 감각이 떨어져 낙상 위험이 커진다. 균형 운동을 통해 넘어지는 것을 방지하면 안정적인 움직임에 도움이 된다. 이러한 균형에는 특히 하체가 중요한데 튼튼한 하체가 받쳐주어야 움직이는 생활이 가능하다. 대표적인 균형 운동으로 뒤 또는 옆으로 걷기, 발꿈치·발끝으로 걷기, 앉았다 일어서기, 한 발 서기 등이 있다.

만약 하체 힘이 부족한 상태에서 운동을 시작하면 오히려 위험 부담이 커진다. 무작정 운동하기보다는 한 발로 서서 균형을 유지할 수 있는지를 먼저 확인해야 한다. 이것이 어렵다면 먼저 양발에 균일하게 힘을 주어 일어서는 것을 연습한다. 이때 특히 둔부에 힘이 들어오는지 손으로 확인하는 것이 좋다. 우리가 걷고 계단을 오르내릴 수 있는 것은 다리가 아닌 둔부의 힘 덕분이기 때문이다. 몸통과 가까운 근육들이 탄탄히 받쳐주어야만 멀리 있는 손과 발을 더 안정적으로 움직일 수 있다.

• **유산소 운동**

심장과 폐를 튼튼하게 만드는 유산소 운동은 젊은 혈관을 유지하는 데 필수적이다. 유산소 운동은 혈압을 안정시키고, 당 대사를 개선하며, 치매 예방에도 도움을 준다. 대표적으로 걷기, 달리기,

수영, 자전거 타기 등이 있다. 이때 숨이 조금 차고 땀이 살짝 나는 정도로 꾸준히 하는 것이 중요하다. 만약 운동을 전혀 하지 않았던 성인이라면 가볍게 걷는 것부터 시작하는 것이 좋다. 과도한 유산소 운동은 오히려 노화를 촉진할 수 있다. 중요한 건 자신에게 맞는 강도와 시간을 찾는 것이다.

- **근력 운동**

우리를 움직일 수 있게 해주는 근력은 일상생활에 있어 매우 중요한 요소이다. 우리 몸의 근육은 나이가 들수록 자연스럽게 줄어든다. 근육이 부족하면 쉽게 지치고, 통증이 생기며, 신진대사가 느려져 살이 찌기 쉬워진다. 보통 나이가 들수록 걷기와 같은 가벼운 유산소 운동을 많이 하게 된다. 하지만 노화의 대표적인 증상인 근감소증은 나이가 들면서 근육량, 근력, 그리고 근 기능이 점진적으로 감소하는 질환을 의미한다. 단순히 노화로 인한 자연스러운 현상을 넘어, 심각한 건강 문제로 이어질 수 있다. 세계보건기구 WHO는 근감소증을 공식 질환으로 인정했다. 문제 해결을 위해서 근력 운동은 선택이 아닌 필수이다. 자신의 체중을 이용하거나 도구를 이용한 운동을 시행하는 것이 좋다. 예를 들어 밴드를 이용한 저항 훈련, 아령 들기, 스쿼트 등이 있다.

저속노화를 위해서는 이 4가지 운동을 골고루 하는 것이 가장 중요하다. 유연성으로 몸을 부드럽게 하고, 균형 감각으로 안정성을 높이며, 유산소 운동으로 심폐 기능을 강화하고, 근력 운동으로 근육을 키운다면 진정한 저속노화를 이룰 수 있다.

적절한 운동 시간은 운동마다 다르다

운동은 짧고 굵게 하는 것보다 오랫동안 꾸준하게 하는 것이 더 중요하다.

- **유연성 운동**

동작마다 15~30초 정도 유지하는 것이 중요하다. 힘들다면 최소 10~15초는 유지하여 근육이 충분히 늘어나고 자극받도록 한다. 이때 호흡은 천천히 하는 것이 중요하다. 과하게 들이마시고 내쉬는 것보다 자연스러운 것이 좋다. 숨을 편안하고 자연스럽게 쉬면, 몸이 더 이완된다.

- **균형 운동**

한 동작마다 15~30초 정도 유지한다. 힘들다면 최소 10~15초는 유지하여 감각 기능을 깨우고 뇌를 활성화시킨다. 호흡은 가슴을 들면서 하는 것이 아닌, 횡격막과 복부를 이용한다. 쉽게 설명하자면 숨을 들이마실 때 횡격막이 내려가면서 배가 나온다. 내쉴 때는 횡격막이 올라가면서 배가 들어간다. 배 위로 손을 올려 이것을 상상하면서 연습하면 좋다. 익숙해지면 자는 동안에도 호흡을 통해 자연스럽게 복부를 안정화시킬 수 있다. 몸의 중심이 잡히면서 균형을 잡는 데 도움이 된다. 호흡 훈련은 매일 5~10분이라도 꾸준히 투자하는 것이 좋다.

• 유산소 운동

한 번에 30분 이상 하는 것을 추천한다. 10분씩 나누어 여러 번에 걸쳐 진행해도 좋다. 힘든 경우에는 하루 최소 10분이라도 운동하면서 점점 적응해 나가도록 한다. 가능하다면 최대 1시간을 넘어가지 않는 것이 좋다. 운동이 너무 길어지게 되면 보상 작용으로 잘못된 움직임이 나타나면서 오히려 몸을 해칠 가능성이 높다.

운동은 개인의 몸에 맞게 적용하는 것이 가장 중요하다. '천천히 걷기 〉 빠르게 걷기 〉 달리기' 순으로 통증이 없는 선에서 순서대로 운동하는 것을 추천한다.

• 근력 운동

한 부위당 10~15회 반복할 수 있는 무게로 2~3세트 정도를 목표로 한다. 중요한 건 '횟수'가 아니라 '정확한 자세'이다. 한 세트라도 정확하게 내가 원하는 근육을 움직일 수 있다면 이것은 3세트 이상 운동한 것보다 좋은 효과를 가진다.

근육은 단순하다. 사용하지 않으면 약해진다. 약해진 근육은 점점 존재를 잊은 것처럼 움직이지 않는다. 그래서 운동 전에 내가 원하는 근육을 가볍게 쳐서 자극시키는 것은 좋은 방법이다. 운동하는 중에도 근육에 손을 대고 움찔하면서 반응하는지 확인하는 것도 좋다.

무조건 오랫동안 하는 것이 좋은 것은 아니다. 오히려 과한 운동 시간은 보상 작용을 만들어내고 몸을 피로하게 만든다. 운동 후에 시원하고 개운하다는 느낌보다 피곤함이 크게 느껴진다면 시간을 조절해보는 것이 좋다. 시간을 정해놓고 운동하는 것이 당연히 좋지만 부담스럽다면 크게 신경 쓰지 않아도 된다. 부담감은 시작을 어렵게 한다. 한 번이라도 시도하는 것이 아예 하지 않는 것보다 더 낫다.

저속노화 운동은 얼마나 자주 해야 할까

- **유연성 및 균형 운동**

매일 꾸준히 하는 것이 좋다. 특히 운동을 거의 하지 않았던 분들이라면 이 2가지만으로도 체력이 크게 좋아지는 것을 느낄 수 있다. 짧게라도 매일 틈틈이 하면서 가만히 있던 근육을 깨우는 것이 가장 중요하다.

- **유산소 운동**

일주일에 3~5일 정도를 목표로 한다. 매일 할 수 있다면 가장 좋지만, 주 3회 이상 꾸준히 하는 것만으로도 충분한 효과를 볼 수 있다.

- **근력 운동**

근육은 운동 후 회복하는 시간이 필요하다. 따라서 일주일에 2~3일 정도하되 중간에 하루이틀 정도 쉬면서 하는 것이 좋다. 같은 부위는 48시간 정도 휴식을 취한 후 다시 운동하는 것이 효과적이다.

운동을 규칙적인 생활 패턴 중 하나로 인식하는 것이 저속노화 운동의 핵심이다. 한 번에 과하게 많이 하기보다는 나눠서 조금씩 꾸준하게 하는 것이 중요하다.

시간을 따로 내서 한다기보다 일상생활 속에서 가볍게, 천천히 실천해본다. 운동을 어렵게 생각하지 말고 언제 어디서든 습관처럼 하는 것이 좋다.

운동 강도 조절은 운동 프로그램의 핵심이다

운동 강도는 무조건 힘들게 할 필요는 없다. 자신에게 맞는 적절한 강도가 중요하다.

- **유연성 운동**

스트레칭 시 '시원하다'라는 느낌이 들 정도로 늘여주는 것이 적당하다. 통증이 느껴질 정도로 무리하게 늘이면 안 된다. 무리하게 늘이면 근육이나 인대가 손상될 수도 있다. 내가 할 수 있는 범위에서 1cm씩만 더 늘여보자.

- **균형 운동**

균형 운동은 낙상의 위험이 있으므로, 처음에는 벽이나 의자를 양손으로 잡고 하는 것을 추천한다. 먼저 체중을 좌우로 이동하며 기본 자세를 훈련한다. 이후 한 발 서기나 한 손만 지지하면서 부분적으로 균형을 연습한다. 익숙해지면 지지하지 않고 한 발 서기, 혹은 쿠션 위에 서기 등과 같은 운동을 진행한다. 마지막으로 눈을 감거나 동작 중에 시선을 이동하면서 난이도를 조절할 수 있다. 이것은 균형과 동시에 근력을 함께 향상시키는 효과가 있다.

- **유산소 운동**

중강도의 유산소 운동은 호흡이 더 거칠어지고 심장 박동이 더 빨라지며, 옆 사람과 대화는 가능하지만 노래는 부르기 어려운 정도이다. 빨리 걷기나 자전거 타기가 여기에 해당한다. 고강도 유산소 운동은 심장 박동 수를 상당히 증가시키고 숨을 고르지 않고는 몇 마디 이상 말할 수도 없는 정도라고 보면 된다. 힘든데도 억지로 하면 오히려 부상의 위험이 커질 수 있어 주의가 필요하다.

- **근력 운동**

최대로 낼 수 있는 힘에서 50~70%를 사용한다. 처음에는 도구 없이 맨몸 운동을 먼저 시작한다. 근력 운동이 처음이라면 정확한 동작을 습득한 후 20~30%의 힘만 사용한다. 몸이 적응하면 강도를 점차 높여나간다. 하지만 절대 통증을 참아가며 운동하면 안 된다.

통증이 느껴지면 바로 중단하고, 일주일이 지나도 여전히 통증이 있다면 병원을 내원하는 것이 좋다. 관절염, 고혈압, 당뇨가 있다면 더욱 주의하여 낮은 강도부터 시작한다.

　무리한 운동으로 지쳐서 포기하는 것보다 내 몸에 맞는 강도의 운동을 즐겁게 지속하는 것이 훨씬 효과적이다. 실제로 운동을 시작할 때 모두가 똑같은 강도로 할 필요는 없다. 처음은 힘들지 않게, 적응되었다면 할 수 있을 만큼만 시행한다. 그다음부터는 조금씩 늘려가는 것이 좋다.

4가지 구성 요건은 각각 독립적인 것이 아니라 서로 상호보완적이다. 다양한 운동을 꾸준히 하는 것이 중요하다. '복합적으로' 그리고 '지속적으로' 꾸준하게 운동하며 자신이 할 수 있고 재밌는 운동을 다양하게 골라서 적당히 하면 된다. 언제나 시작하는 것이 가장 중요하다. 몸이 무겁고 피곤하더라도 하루 10분부터 시작해보자. 우리의 몸은 꾸준한 노력에 반드시 반응할 것이다.

5

내 몸에 맞는
Type 1·2 근육 운동

나이가 들면서 느낄 수 있는 가장 뚜렷한 변화는 예전 같지 않은 몸의 반응이다. 똑같이 걷는데 숨이 차고, 계단 몇 층만 올라도 무릎이 욱신거린다. '체력이 예전만 못하다'는 말은 단순한 기분 탓이 아니다. 근육의 종류와 기능이 달라지고 있어 몸에서 보내는 실제 신호다. 그리고 그 변화의 중심에는 우리가 잘 알지 못했던 두 종류의 근육, Type 1과 Type 2, 즉 지근과 속근이 있다.

근육에도 성격이 있다

Type 1 근육, 지근Slow-twitch fiber은 속도는 느리지만 오래 버티는 데 특화되어 있다. 일상적으로 걷거나 서 있을 때, 혹은 가벼운 활동을 지속할 때 주로 작동한다. 지근은 산소를 잘 활용하고, 피로에 강하며, 지구력이 요구되는 동작에서 활약한다.

반면 우리가 무언가를 들어 올리거나 갑자기 방향을 바꾸거나 빨리 달릴 때 사용하는 근육은 Type 2, 즉 속근Fast-twitch fiber이다. 이 근육은 짧은 시간에 강한 힘을 낼 수 있다. 하지만 반대로 쉽게 피로해진다. 주로 순간적인 폭발력을 요구하는 스포츠나 고강도 동작에서 사용된다.[19, 20]

지근과 속근의 비율은 사람마다 다르다. 이 비율은 타고난 유전적 요인에 의해 결정되지만, 후천적인 훈련과 활동 등에 따라 어느 정도 변화시킬 수 있다. 운동 선수 체형이 종목에 따라 뚜렷하게 구분이 되는 것도 이런 근육의 특성과 관련이 있다. 지근의 비율이 높은 마라토너와 속근의 비율이 높은 단거리 육상 선수의 몸매를 상상하면 이해가 쉬울 것이다.[21]

나이가 들수록 속근은 빠르게 감소한다. 특별히 훈련하지 않는 이상, 속근은 연령이 증가함에 따라 서서히 위축되고 결국 움직임 자체가 둔해진다. 이는 단순히 힘이 떨어지는 차원을 넘어, 일상생활에서의 독립성을 위협하는 심각한 신체 변화다.[22, 23]

근육 훈련은 선택이 아닌 생존 전략이다

우리는 종종 하루 30분씩 걷기만 해도 충분하다고 생각한다. 물론 걷기는 지구력을 향상시키고, 심폐 건강을 유지하는 데 효과적인 활동이다. 문제는 걷기 운동이 대부분 Type 1 근육인 지근만을 주로 사용한다는 점이다. Type 2 근육인 속근은 강한 힘을 필요로 하는 동작에서 주로 활성화된다. 단순히 걷는 것만으로는 이 근육에 제대로 된 자극을 주기 어렵다.

　대부분의 일상 활동은 지근 위주로 이루어진다. 밥을 차리고, 청소하고, 산책하는 이런 동작들에는 강한 힘이 필요하지 않다. 하루 종일 바쁘게 움직였는데도 근력이 눈에 띄게 늘지 않는 이유가 여기에 있다. 나름대로 많이 움직였다고 느껴도 근력 운동을 따로 하지 않는다면 속근은 활성화되지 않는다.

　속근을 간과한 채로 지근만을 사용하다 보면 금방 근육이 감소한다. 계단을 오를 때 다리가 후들거리기 시작하고, 무거운 장바구니 하나 드는 것도 벅차진다. 고령자가 한 번 넘어지면 회복이 어려운 이유도 속근이 적기 때문이다. 넘어질 때 몸을 지탱해줄 힘이 없어서 쉽게 넘어지게 된다. 따라서 중년 이후의 운동은 속근과 지근의 균형에 초점이 맞춰져야 한다. 근육은 사용한 만큼 반응하며, 훈련된 만큼 우리를 지켜준다.

일상 속 근육 자극, 이렇게 할 수 있다

속근을 단련하기 위해 굳이 헬스장을 등록할 필요는 없다. 내 몸을 적절히 활용하는 것만으로도 충분하다. 예를 들어, 의자에 앉았다가 천천히 일어나는 동작을 10~15회 반복하는 것만으로도 허벅지와 엉덩이 근육을 자극할 수 있다. 계단을 천천히 오르내리거나, 제자리에서 무릎을 높이 드는 걷기 동작도 속근 훈련에 효과적이다.

지근은 그보다 가벼운 운동으로 충분하다. 꾸준히 걷기, 천천히 자전거 타기, 요가, 가벼운 등산 같은 활동이 좋다. 핵심은 강도가 아니라 빈도다. 매일 일정하게 움직이는 것 자체가 지근을 활성화하는 방법이다.

또 하나 중요한 점은 균형 잡힌 루틴 구성이다. 걷기 30분, 의자 스쿼트 10회, 가벼운 팔 저항 운동까지 포함된 루틴을 하루 15~20분만 투자해도 몸의 사용 근육이 훨씬 다양해진다. 이때 동작 순서를 정해두면 실천율이 높아지고 습관으로 만들 수 있다.

운동을 꾸준히 실천하기 위해서는 큰 결심보다 작은 실천이 더 중요하다. 주말마다 몇 시간씩 운동하겠다는 계획보다, 매일 아침 일어나서 스쿼트 10번, 점심 전 가볍게 걷기 10분 등 일상에서 자연스럽게 반복할 수 있는 루틴이 장기적으로 효과를 낸다. 무엇보다 중요한 건 자신에게 맞는 방식으로 꾸준히 움직이면서 운동과 친해지는 것이다.

결국, 무엇을 쓸 것인가의 문제다

우리 몸은 쓰는 근육만 남긴다. 쓰지 않는 근육은 점점 작아지고, 결국 기능도 사라진다. 특히 속근은 빠르게 변화하는 특성으로 인해 사용하지 않는 근육은 순식간에 빠져나간다. 그 결과는 눈에 보이지 않지만, 어느 순간 "예전 같지 않다"는 말로 실감하게 된다.

따라서 저속노화를 목표로 한다면 이제는 단순히 운동을 해야 한다는 막연한 인식에서 벗어나야 한다. 어떤 근육을 어떻게 써야 하는지를 먼저 이해하고, 생활 속에서 그것을 반복적으로 사용하는 습관을 만드는 것이 핵심이다.

지근은 우리를 오랫동안 움직이게 해주는 기반이고, 속근은 위기 상황에서 몸을 지켜주는 순간적인 힘이다. 2가지는 자동차의 브레이크와 가속기처럼 서로 다른 방식으로 몸을 안전하게 지탱한다. 어느 하나만 약해도, 전체 시스템은 쉽게 무너질 수 있다.

오늘 하루, 계단을 오르면서 한 발씩 무게를 느껴보자. 의자에서 일어날 때 엉덩이와 허벅지를 사용해보자. 작은 동작 하나가 우리 몸의 나이를 바꾸는 시작일 수 있다.

6 굽은 자세를 펴는 항중력 근육

40~50대 이후부터는 몸의 정렬이 무너지고, 그 결과 자세가 점점 안쪽으로 말리는 구부정한 '노화 체형'이 눈에 띄기 시작한다. 문제는 이것이 단순히 보기 좋은가, 나쁜가의 문제가 아니라는 점이다. 구부정한 자세는 건강을 전반적으로 악화시키는 신호이며, 이 변화를 막아주는 핵심이 바로 '항중력 근육Antigravity muscles'이다.[24]

중력에 맞서 싸우는 근육들

'항중력 근육'이란 말 그대로 중력의 방향, 즉 아래로 끌어내리려는 힘에 맞서 우리 몸을 지탱하고, 똑바른 자세를 유지할 수 있도록 돕는 근육이다. 대부분 사람은 '근육'이라고 하면 팔 근육이나 복근처럼 겉으로 드러나는 부위만을 떠올린다. 그러나 항중력 근육은 몸통과 척추를 중심으로 깊숙이 존재하는 핵심 근육군으로 바르게 서기, 걷기, 앉기 등 일상생활의 기본 동작에 중요한 역할을 한다.

대표적인 항중력 근육으로는 척주세움근, 볼기근(엉덩이 근육), 넙다리네갈래근(허벅지 앞쪽), 종아리 근육, 배가로근, 골반바닥근 등이 있다. 이 근육들은 직립 보행을 하도록 진화한 인류의 체형 유지에 꼭 필요한 구조물이다. 항중력 근육이 약해지면 척추가 중력을 이기지 못하고 점점 앞으로 기울게 된다. 어깨가 말리고, 골반이 뒤로 빠지며, 목은 거북이처럼 전방으로 나온다. 이러한 체형 변화는 곧 균형 감각 저하, 관절 통증, 호흡 및 소화 기능 저하로 이어진다.[25]

항중력 근육은 단지 자세를 바로 세우는 데에만 중요한 것이 아니다. 이 근육들이 튼튼하게 유지될수록 몸의 중심이 안정되고, 팔다리의 움직임도 훨씬 효율적으로 이뤄진다.[26] 특히 중년 이후 낙상 위험이 높아지는 것도 중심을 지탱해주는 이 버팀 근육들이 힘을 잃었기 때문이다.

바른 자세, 자연스러운 체형은 훈련의 결과

우리는 어린 시절부터 '바르게 앉아라, 허리를 펴라, 고개를 들어라'라는 말을 반복해서 들어왔다. 하지만 현대인의 생활은 이와 정반대의 방향으로 흐른다. 하루 종일 컴퓨터 앞에 앉아 있거나 스마트폰을 내려다보는 자세는 자연스럽게 항중력 근육을 사용하지 않도록 만든다. 기능이 저하된 항중력 근육은 결국 본래의 역할을 잃고, 자세가 점점 무너지기 시작한다.

무너지기 시작한 자세는 시간의 흐름 속에서 몸에 기억된다. 이 기억은 점점 구조적으로 굳어진다. 특히 중년 이후에는 작은 자세 습관 하나가 5년, 10년 후 노화된 체형으로 확연히 드러난다. 다시 말해 굽은 자세는 단순히 나이 탓이 아니라, 항중력 근육을 방치한 결과인 셈이다.

척추세움근과 둔근과 같은 주요 항중력 근육은 40대 이후부터 급격히 약화되기 시작한다.[27] 특히 여성은 폐경 이후 골밀도 감소와 함께 항중력 근육의 위축 속도가 빨라져, 굽은 자세와 낙상 위험까지 함께 증가한다. 앉아 있는 시간이 많은 생활 환경, 운동 부족, 근육의 비대칭적 사용 등이 겹치면 체형 변화는 더욱 뚜렷해진다. 그러므로 항중력 근육을 단련하는 일은 단지 외형을 관리하는 차원을 넘어 기능적 노화를 막고 삶의 자율성을 지키는 핵심 전략이 된다.

바른 자세와 균형 잡힌 체형은 타고나는 것이 아니라 부단한 훈련을 통해 만들어지는 결과물이다. 아무리 좋은 유전자나 체형을 타고났더라도 지속적으로 항중력 근육을 사용하지 않으면 구조는 무너진다. 반대로 지금 다소 구부정한 체형이라 해도, 근육을 의식적으로 강화시켜주면 충분히 회복이 가능하다. 이는 단기간에 성취되는 변화는 아니지만, 자세 근육을 꾸준히 쓰는 습관만 들여도 몸은 충분히 반응하고 되돌아온다.

항중력 근육 단련을 위한 실천 가능 방법

항중력 근육을 단련하려면 어떻게 해야 할까? 헬스장에서 무게를 이용한 기구 운동을 하는 것도 좋지만 부상의 우려가 있다. 따라서 일상에서 자주 반복할 수 있는 저강도 기능성 운동이 훨씬 효과적이다. 예를 들어 다음과 같은 간단한 동작들이 항중력 근육을 자극하는 데 유용하다.

- **벽에 기대선 자세 유지:** 발뒤꿈치를 벽에 붙이고, 등-엉덩이-뒤통수가 모두 벽에 닿도록 선다. 1분간 유지하면 척추 정렬 감각을 회복하는 데 효과적이다.
- **스탠딩 런지:** 앞뒤로 다리를 벌리고 천천히 무릎을 굽혔다 펴는 동작은 둔근과 허벅지를 동시에 자극한다.
- **슈퍼맨 자세:** 바닥에 엎드려 팔과 다리를 동시에 들어 올리는 자세는 척추세움근 강화에 효과적이다.
- **브릿지 자세:** 등을 대고 누워 무릎을 굽히고 엉덩이를 들어 올리는 동작으로, 엉덩이와 허리 근육을 동시에 강화한다.

이러한 운동은 매일 10분씩 주 3회만 실천해도 서서히 자세 변화가 나타나기 시작한다. 정확한 자세로 무리하지 않고 규칙적으로 수행하는 것이 중요하다.

바른 자세는 단순히 '보기 좋다'는 외적인 부분에 그치지 않다. 호흡의 질을 높이고, 장기의 위치를 바로잡아 소화 기능과 수면의 질을 향상시킨다. 또한 무릎과 허리 관절에 가해지는 부담을 줄이는 등 신체 전반에 긍정적인 영향을 준다. 특히 항중력 근육이 잘 유지된 사람은 실제 나이보다 젊어 보이고, 실제 기능적으로도 더 활동적이고 독립적인 삶을 영위할 가능성이 높다.

저속노화를 목표로 한다면 단순히 살을 빼거나 근육량을 늘리는 것뿐만 아니라 바른 체형을 지키는 기능적 근육, 즉 항중력 근육에도 주목할 필요가 있다. 항중력 근육은 우리가 중력에 맞서 바르게 서 있거나 앞으로 계속 걸어나갈 수 있는 일상생활을 보장해준다. 굽은 자세를 자연스럽게 되돌리고 싶다면 오늘부터 항중력 근육을 의식적으로 움직여보자. 노화를 늦출 수 있는 몸은 그렇게 만들어진다.

7   낙상 예방만 해도 8할은 성공

60대 초반 여성   한 번 넘어졌는데, 그냥 발목만 삐었을 줄 알았어요. 그런데 그게 시작이더라고요.

병원 진료실에서 흔히 듣는 말이다. 60대 초반 여성 환자가 한 번 낙상한 뒤로 자신감을 잃고 외출을 줄이며, 이후 근력 저하와 체중 증가, 우울증까지 겪게 된 이야기다. 낙상은 단순한 '넘어짐' 이상의 결과를 초래한다. 특히 오십 대 이후부터는 낙상 한 번이 삶 전체를 바꿀 수 있는 불행한 전환점이 되기도 한다.

낙상은 사고가 아닌 '예측 가능한 사건'

낙상을 '뜻밖의 사고'로 생각하기 쉽다. 하지만 낙상은 어느 날 갑자기 벌어지는 돌발 상황이 아니라, 미리 나타난 조짐들이 누적된 결과인 경우가 많다. 무릎이 자주 시큰하거나, 발목을 잘 접질리거나 예전보다 균형 잡기가 어렵다는 느낌이 드는 순간들이 그것이다.

65세 이상 노인의 약 30%가 매년 한 번 이상의 낙상을 경험하고, 이 중 10%는 골절이나 외상으로 이어진다.[28] 고관절 골절은 대표적인 예로, 한번 부러지면 수술과 긴 재활, 일상 복귀의 어려움, 심한 경우 생명의 위협으로까지 이어질 수 있다. 특히 여성은 폐경 이후 골밀도가 감소되어 낙상 후 손상 위험이 더 크다.[29]

예측 가능한 사건이라는 것은 사전에 충분히 예방이 가능하다는 뜻이기도 하다. 낙상을 유발하는 전조 증상의 신호들을 조기에 인지하고, 그에 맞는 적절한 대처와 개선을 통해 낙상은 얼마든지 피할 수 있다.

낙상은 단지 뼈가 부러지는 문제가 아니라 자존감, 독립성, 사회적 관계, 삶의 질 전반을 무너뜨릴 수 있는 계기가 된다. 따라서 오십 이후의 건강 관리에서 낙상 예방은 단순한 안전 수칙이 아니라 노화 전체를 관리하는 핵심이라 할 수 있다.

낙상을 부르는 주요 요인들

낙상의 원인은 크게 2가지 범주로 나눌 수 있다. 하나는 환경에서 비롯된 '외부 요인'이고, 다른 하나는 신체적인 '내부 요인'이다. 외부 요인은 주로 집 안의 미끄러운 바닥, 정돈되지 않은 콘센트 선, 문턱, 어두운 조명 등 생활 환경의 문제다. 하지만 더 본질적인 원인은 내부 요인, 즉 몸의 상태에 있다.

- **근력 약화:** 특히 다리와 엉덩이 근육의 약화는 걸음걸이 불안정, 속도 저하를 유발한다.
- **균형 감각 저하:** 혈압약을 복용하거나 전정 기관과 시력 기능의 저하는 중심 유지력을 떨어뜨린다.
- **반사 속도 감소:** 순간적으로 발을 헛디뎠을 때 반응 속도가 늦으면 균형을 회복하기 어렵다.
- **인식 능력 저하:** 주변 환경에 주의를 덜 기울이고 위험을 간과하기 쉽다.

이러한 요인들이 누적되면, 결국 일상 속의 작은 움직임 ― 예컨대 욕실에서 움직일 때, 버스에서 내릴 때, 계단을 오를 때 ― 에도 낙상이 발생할 수 있다.

낙상을 막는 3가지 전략

① 근력과 균형 감각 강화

앞서 언급한 항중력 근육, 특히 엉덩이, 허벅지, 종아리 근육은 낙상 예방의 1차 방어선이다. 의자에서 일어나기, 스쿼트, 발끝 들기, 계단 오르기 같은 훈련은 하체의 추진력과 균형을 함께 기른다. 또한 요가나 태극권 같은 운동은 중심을 안정시키고 체간 제어력을

높이는 데 탁월하다.[30]

② 생활 환경의 재점검

미끄럼 방지 매트, 간접 조명, 낮은 문턱 제거, 침대 높이 조절, 자주 쓰는 물건은 허리 높이에 배치하기 등은 단순하지만 낙상 예방에 있어 중요한 요소이다. 특히 욕실과 계단은 '위험지대'로, 안전 손잡이 설치는 필수다.

환경을 바꾸는 일은 몸이 다시 안전하게 움직일 수 있는 공간을 확보하는 작업이며, 낙상을 유발하는 심리적 불안감을 줄이는 역할도 한다. 특히 홀로 생활하는 고령자의 경우 주변 환경의 안정성이 곧 삶의 질과 직결된다. '넘어질까 두렵다'는 감정이 줄어드는 것만으로도 활동 범위는 크게 넓어진다.

③ 낙상 이후의 대응력 기르기

아무리 대비를 잘해도 넘어질 수 있다. 넘어지는 그 순간 얼마나 잘 반응하느냐가 회복 여부를 좌우한다. 보건복지부와 질병관리본부는 낙상 발생 시 다음과 같은 5단계 대응법을 권장한다.

1단계 몸의 상태를 확인하기

먼저 호흡을 가다듬고 통증이 심한 부위가 있는지 살핀다. 무리하게 일어나지 말고 주변에 도움을 요청한다.

2단계 가까이 있는 단단한 지지물 찾기

움직일 수 있다면 의자나 벽, 침대 등 단단한 물체 쪽으로 몸을 천천히 이동시킨다. 옆으로 돌아 누운 자세에서 팔과 다리의 힘을 이용해 몸을 지지한다.

3단계 네발 자세로 이동하기

손과 무릎을 짚은 자세에서 천천히 앞으로 이동해 의자나 가구 가까이 접근한다.

4단계 지지물을 이용해 일어서기

한쪽 다리를 의자 가까이 두고, 양손으로 지지물을 잡아 천천히 몸을 들어 올린다. 이때 무리하지 말고 중심을 잡으며 일어난다.

5단계 천천히 앉아 안정 찾기

의자에 앉은 후에도 바로 움직이지 말고, 어지럼증이나 통증이 없는지 충분히 확인한다.

만약 통증이 심하거나 움직일 수 없는 경우에는 즉시 119에 연락하거나 주변 사람에게 도움을 요청해야 한다. 이러한 '낙상 후 대처 동작'을 평소에 연습해두면 실제 낙상 시 당황을 줄이고, 2차 낙상과 추가 손상 위험을 크게 낮출 수 있다.

오십 이후 건강 관리, 낙상 예방

오십 이후의 건강 관리는 단순히 병을 관리하거나 수치를 조절하는 것을 넘어서야 한다. 혈압, 당뇨, 체중 같은 숫자에만 집중하다 보면 정작 삶의 질을 결정짓는 '움직일 수 있는 몸'을 놓치기 쉽다. 그리고 그 움직임의 지속 가능성을 위협하는 가장 현실적인 위험이 바로 낙상이다. 한 번의 낙상은 뼈만 부러뜨리는 것이 아니라, 일상생활의 독립성, 이동성, 심지어 사회적 관계까지 무너뜨릴 수 있다.[31, 32]

이제 낙상 예방은 단순한 건강 관리의 일부가 아니라 삶의 독립성과 존엄을 지켜주는 핵심 수단이 되어야 한다. 낙상을 막는다는 것은 단지 다치지 않는 것이 아니라, '계속 걸을 수 있는 나'를 만드는 일이고, 나아가 타인의 도움 없이도 내 일상을 살아갈 수 있는 가능성을 회복하는 것이다. 오십 이후의 삶은 무너지지 않기 위한 싸움이 아니라, 균형을 회복하고 스스로를 다시 세우는 과정이다.

'낙상 예방만 잘해도 노화 관리는 8할이 성공'이라는 말은 과장이 아니다. 낙상은 단순히 한 번의 넘어짐이 아니라, 이후 인생의 경로를 바꾸는 결정적 순간이 될 수 있다. 낙상을 막으면 자연스럽게 근육이 유지되고, 운동량이 늘며, 외출이 가능해지고, 원만한 인간관계가 이어진다. 결과적으로 우울증, 치매, 만성 질환으로부터 멀어질 수 있다. 그렇기에 오늘부터라도 넘어지지 않기 위한 몸 만들기에 진지하게 투자해야 한다. 그것이 곧, 오십 이후의 삶을 지키는 가장 현실적이고 효과적인 전략이다.

8 치매를 예방하는 최신 운동과 습관

치매는 기억력, 언어, 판단력 등 뇌 기능이 점점 나빠져 일상생활에 어려움을 주는 질환이다. 알츠하이머병, 혈관성 치매, 루이소체 치매 등으로 나뉘는 치매는 단순한 건망증과 달리, 여러 뇌 기능이 함께 나빠지고 계속 악화된다. 치매는 일부 치료할 수 있지만 대부분은 계속 진행된다. 안타깝게도 현재까지 치매는 완전한 치료법이 없고, 약은 치매 진행 속도를 늦출 뿐이다. 따라서 치매 진행을 최대한 늦추는 것이 중요하다.

뇌를 위해서도 운동이 필요하다

나이가 들면서 뇌가 굳는다고 말한다. 우리의 뇌는 나이가 들며 익숙한 생활에 적응하고 새로운 자극에 둔감해지기 때문이다. 감각 기관의 기능이 떨어지고 사고방식이 굳어가는 셈이다. 치매는 결국 뇌의 활동성과 관련되어 있다.

뇌를 자극하는 방법은 어떤 것들이 있을까? 2023년에 발표된 한 연구에서는 노인의 신체활동이 인지 기능 향상에 긍정적인 영향을 미친다고 보았다.[33] 특히 유산소 운동은 기억력, 주의력, 실행 기능 등 다양한 인지 영역에서 개선 효과를 보였다. 이는 뇌 혈류 증가, 신경영양인자BDNF 분비 촉진, 염증 감소 등 생리학적 기전과 관련이 있다고 밝혀졌다.

운동은 뇌에 산소와 영양을 공급한다. 걷기나 자전거 타기 같은 유산소 운동은 뇌 혈류를 증가시켜 기억력을 높인다. 특히 해마의 기능을 회복하고 신경 세포의 생존을 돕는다. 쉽게 말해 '꺼져가는 뇌'를 다시 깨우는 것이다.

중국 전통의학에서 유래한 태극권과 기공은 치매 환자의 인지 기능 개선에 도움을 준다. 경도인지장애 환자를 대상으로 한 연구에서 태극권은 인지 기능 저하를 늦추는 효과를 보였다. 파킨슨병, 뇌졸중, 치매 등 다양한 뇌 질환 환자에게도 긍정적인 결과가 나타났다. 아침 체조처럼 부드럽고 간단한 동작으로 따라하기 쉽고 몸에 부담이 적다.

치매 환자에게 운동은 약과 같은 처방전이다. 약물만으로는 부족한 인지 기능 유지, 정서적 안정, 일상 능력 보존을 위해 운동은 꼭 필요하다.

'치매 유발' 뇌 속 노폐물은 목을 풀어서 배출하자

최근 비인두 림프관망이 뇌척수액을 배출하는 주요 경로 중 하나이며, 이 부분의 순환이 저하되면 뇌 속 노폐물이 제대로 배출되지 않아 치매를 유발할 수 있다는 것이 밝혀졌다. 뇌척수액의 배출은 목 주위 혈액 순환과 밀접하게 연관되어 있는 셈이다.[34] 뇌척수액의 배출을 원활하게 하기 위해서는 림프절 주위를 물리적으로 자극하여 풀어주어야 한다. 쉽게 말하면 마사지를 해주어야 한다는 뜻이다. 따뜻한 찜질이나 아로마 마사지도 좋다. 특히 흉쇄유돌근(목빗근)에 아로마 오일을 한두 방울 바르고 가볍게 만져주는 마사지 등을 하면 림프 순환에 더 도움이 된다.

의자에 앉아 숨을 깊게 들이쉬고 내쉬며 어깨와 목의 긴장을 푸는 것이 기본 방법이다. 다음에 고개를 좌우로 천천히 돌리거나, 아래위로 부드럽게 숙이면서 목의 가동 범위를 넓혀준다. 한 손으로 반대쪽 귀를 감싸듯 당기며, 목 옆 근육을 스트레칭하는 동작도 효과적이다. 무리하지 않고 매일 5~10분 정도 꾸준히 시행하는 것이 좋다.

읽고 쓰고 생각하자

우리의 뇌는 끊임없이 생각한다. 눈으로 보고, 귀로 듣고, 코로 냄새 맡고, 손으로 만진다. 노년기에 뇌 건강을 지키기 위해서는 꾸준한 감각 자극 역시 필요하다. 대표적인 방법이 독서, 필사, 음악 감상이 있다. 독서는 생각을 갇히지 않게 해주며 책을 읽는 과정에서 생각이 깊어진다. 책을 읽고 내용을 손으로 따라 쓰는 필사는 언어, 기억, 집중력은 물론 손과 뇌의 협동을 강화시켜 인지 기능 저하를 늦춰준다.

음악 감상은 정서적 안정을 돕는다. 또한 특정 음악은 과거의 기억을 자극해 회상하는 능력을 촉진시킨다. 익숙한 곡을 따라 흥얼거리거나 가사를 음미하는 것도 좋은 두뇌 자극이 된다. 이런 활동들은 뇌와 마음에 꾸준한 자극을 주는 생활 속 인지 훈련이다. 이 역시 매일 10분씩이라도 실천하면 치매에서 멀어질 수 있는 좋은 습관이 된다.

9 정신 건강을 지키는 운동법

우울증은 몸에도 영향을 끼친다

우리는 살면서 여러 정신적 어려움을 겪는다. 나이가 들면서 생기는 심리적 변화는 여러 원인에서 비롯된다. 대표적으로 호르몬 변화, 심리적 위축, 배우자나 자녀와의 관계 변화 등이 있다. 우울증은 단순히 슬픈 감정만이 아니다. 가슴 답답함, 열감, 무기력, 불면 등 여러 증상이 몸에도 다양하게 나타날 수 있다. 이렇듯 마음과 몸은 깊은 관계가 있다. 《Nature》에서는 노년기 우울증이 감정적 증상뿐 아니라 인지 저하, 의학적 질환 동반, 신체 장애와 관련이 있고 반복적인 우울감은 생물학적 노화를 가속화하여 뇌 위축, 인지 저하, 신체 쇠약을 초래할 수 있다는 연구 결과를 발표했다.[35]

정신의 쇠약함은 곧 신체의 병으로 이어질 수 있어 자극을 통한 순환이 필요하다. 《동의보감》에 따르면, "기쁨은 기를 느슨하게 하고, 분노는 기를 상하게 하며, 슬픔은 기를 소모시킨다"고 했다. 다양한 감정은 기의 변화를 이끌어내고 순환을 촉진한다. 사람이 오랜 시간 정서적 자극 없이 고립된 상태에 머무르면 기의 순환이 막히고, 정신이 쇠약해져 병이 생길 수 있다. 즉 정신의 쇠약함이 병으로 이어지지 않도록 활동적인 생활이 필요하다.

우울증과 외로움을 극복하는 운동

몸을 움직여 운동에 집중하다 보면 기분이 전환되고 성취감을 얻을 수 있어 우울증에 도움이 된다. 특히 걷기 운동은 가장 손쉽고 효과적인 방법이다. 약간 숨이 차는 정도로 하루 30분에서 1시간 동안 걷는 운동은 일상에 활력을 준다.

산림욕, 등산 등 자연 속에서의 산책은 피톤치드와 음이온을 통해 스트레스를 완화하고 면역력을 높여준다. 걷기, 오르막 운동은 심폐 기능과 하체 근력을 동시에 강화시킨다. 평소 무릎이 안 좋은 경우에는 수중 활동이나 자전거 타기 등을 통해 유산소 운동을 하는 것도 좋다. 고령층에는 리듬감이 있으면서 반복적인 움직임을 통해 지속적인 자극을 주는 유산소 운동이 좋다.

최근에는 집에서 하는 홈트레이닝 역시 각광받고 있다. 집에서 유튜브나 어플리케이션을 통해 혼자서도 할 수 있으며, 인터벌 운동 등은 짧은 시간에 운동 효과를 극대화할 수 있다. 요가는 호흡과 명상을 통해 몸과 마음의 긴장을 이완시킨다.

함께하면 더 좋은 운동

외로움을 극복하기 위해서는 사람과 함께하는 활동이 필요하다. 혼자 살 수 없는 우리는 가족, 직장, 이웃과의 관계 속에서 자신의 의미와 정체성을 찾아간다. 하지만 노년기에 이르면 이런 관계들이 점점 줄어든다. 자녀는 독립하고, 직장에서 은퇴하며, 친구들과도 점점 멀어지게 된다. 그렇게 조용히 흘러가는 시간 속에서 노인은 점점 고립되어 간다.

고립은 단순한 외로움을 넘어 우울증으로 이어질 수 있어 삶의 질을 크게 떨어뜨린다. 세계보건기구WHO에 따르면, 60세 이상 노인의 약 7%가 임상적 우울증을 겪고 있으며, 대부분 제대로 된 도움을 받지 못하고 있다. 하지만 우울증은 노화의 필연적 결과가 아니다. 사람들과의 소통과 정서적 교류가 노인 우울증을 예방하고 완화할 수 있다.

사람과 함께하는 스포츠 활동은 심리적인 안정감과 소속감을 준다. 댄스 운동은 리듬에 맞춰 함께 움직이는 과정에서 즐거움이 생긴다. 유산소 운동이면서 함께 음악을 통해 리듬을 맞추는 과정에서 협응력도 길러진다. 웃음치료 운동은 억지로라도 웃다 보면 진짜로 기분이 좋아지는 효과를 유도하며, 낯선 사람과도 쉽게 친해질 수 있는 계기를 만들어준다.

요즘은 경로당이나 복지관에서 시니어를 위한 프로그램이 많아져 다양한 동호회 활동에 참여할 수 있다. 나이 들수록 무엇보다 중요한 것은 같이 웃고, 같이 움직이는 것이다. 외로움을 이겨내는 가장 좋은 방법은 함께 어울리는 것이다.

10 번아웃을 위한 운동

스스로 돌보는 운동

번아웃증후군은 과도한 업무와 일상 속 스트레스, 감정 소진으로 인해 생기는 정신적·육체적 탈진 상태를 말한다. 주요 증상으로는 만성 피로, 무기력, 냉소적 태도, 집중력 저하 등이 있다. 몸과 마음이 모두 지쳐 삶의 활력을 잃은 번아웃 상태는 새로운 에너지가 필요하다. 번아웃증후군을 겪는 사람에게 적합한 운동은 무엇일까?

번아웃 상태에서는 격렬한 운동보다 리듬감 있는 저강도 운동이 도움이 된다. 지친 몸과 마음에 다시 에너지를 채워주는 데 중요한 건, '이겨내기 위한 운동'이 아닌 '돌봄을 위한 운동'이다. 대표적으로 걷기, 스트레칭, 가벼운 요가, 수중 운동 등이 있다. 이 운동들은 심박수를 급격히 올리지 않으면서도 근육을 자극하고 긴장을 완화하는 효과가 있다. 빠르지 않은 속도로 하루 20~30분

동안 동네를 산책하는 것만으로도 기분이 한결 안정된다. 번아웃의 핵심은 '회복'이기 때문에 운동의 목표도 소진된 에너지를 채우는 쪽에 맞춰야 한다.

한의학에서는 번아웃을 흔히 '기허氣虛' 또는 '간울肝鬱' 상태로 해석한다. 기허는 기운이 부족해 무기력해지고, 간울은 억눌린 감정이 순환을 막는 상태다. 이럴 때는 심호흡을 강조하는 기공, 가볍게 땀이 나는 산책, 태극권 같은 운동을 권장한다. 예를 들어 아침 햇살 아래 공원에서 팔을 벌리고 천천히 호흡을 맞추는 호흡법을 실천하면, 기혈 순환이 부드러워지고 몸과 마음이 동시에 안정되는 것을 느낄 수 있다.

번아웃 극복의 핵심은 꾸준한 일상 속 규칙적인 운동이다. 아침에 일어나 10분간 스트레칭을 하고, 점심엔 짧은 산책, 퇴근 후엔 간단한 요가를 해보는 것도 좋다. 이렇게 하루에 세 번, 짧은 시간이라도 몸을 움직이면 회복의 리듬이 생긴다. 또한 주말마다 조용한 숲길이나 하천 근처에서 산책하는 것은 지친 뇌에 새로운 활력을 준다. 운동을 잘하는 것보다, 무리하지 않고 지속 가능한 운동 습관을 만드는 것이 중요하다. 무엇보다 '내가 나를 돌보고 있다'는 인식 자체가 번아웃 회복에 가장 큰 위로가 된다.

한의사가 추천하는 마음 다스리는 3가지 방법

삶의 어느 순간, 몸보다 마음이 먼저 지쳐 있다는 걸 느낀다. 특히

나이가 들수록 마음을 돌보는 일의 중요성은 더욱 커진다. 마음心
과 몸身이 하나로 연결되어 있다고 보는 한의학적 관점에서 마음
을 다스리는 방법을 알아보자.

① 호흡

호흡은 단순한 생리적 기능을 넘어, 우리의 감정과 정신 건강에 깊
은 영향을 미치는 중요한 요소이다. 규칙적이고 의도적인 호흡 조
절이 스트레스 완화와 감정 조절에 효과적이다. 특히 느리고 깊은
호흡은 자율신경계를 안정시키고, 불안과 우울감을 감소시키는
데 도움을 준다.

　중요한 것은 흉식호흡이 아닌 복식호흡이다. 숨을 쉬고 내쉴
때 의식적으로 배까지 숨을 들이마시고 내쉴 때는 배의 공기를 모
두 내보낸다. 하루 5분의 호흡 고르기는 몸의 긴장을 풀어주고 정
신을 환기시켜 준다.

② 좌훈과 반신욕

따뜻한 좌훈이나 반신욕은 혈류를 원활하게 해주고, 부교감신경
을 활성화시켜 심신을 진정시킨다. 특히 평소에도 발이 차거나 종
아리에 쥐가 자주 나는 경우 잠들기 1시간 전 좌훈이나 반신욕을
통해 하부로 가는 혈류량을 늘려주면 증상이 줄어드는 데 도움이
된다.

　좌훈은 쑥, 박하, 당귀 등 약재를 활용하여 증기를 항문, 생식

기 쪽에 쐬는 방법으로, 특히 여성들에게 효과적이다. 30분 정도 조용한 음악과 함께 좌훈을 하면 하지와 생식기에 발생할 수 있는 질환을 예방하며 마음의 긴장도 풀어줄 수 있다.

③ 기공과 명상

기공은 기氣를 운행하며, 신神을 안정시키는 대표적인 수련이다. 태극권이 대표적인 기공 수련이며 그 밖의 다양한 기공 수련 방법이 있다. 특정 동작을 하며 호흡을 의식적으로 조절하는 과정에서 불면과 불안을 완화시켜 준다.

 이 밖에도 도심의 분주함을 벗어나 자연 속을 걷는 것도 좋다. 천천히 걸으며 주변 소리와 향, 바람을 온전히 느끼면, 현재에 집중하게 된다. 이를 마인드풀 워킹Mindful walking이라고 한다. 특히 숲속 오솔길이나 바닷가를 걷는 일은 외로움과 무기력을 줄이는 데 효과적이다.

11   연령대별 저속노화 운동

건강하고 활기찬 삶을 오래 유지하는 것은 누구나 간절히 바라는 소망이다. 최근에는 단순히 수명을 연장하는 것을 넘어 '저속노화'가 큰 관심을 받고 있다. 저속노화를 위한 방법은 다양하지만, 그중에서도 운동이 가장 핵심적인 요소임은 분명하다. 연령대별로 저속노화에 도움이 될 만한 운동과 습관을 살펴보자.

20~30대: 건강 자산 만드는 황금시기

20~30대는 신체 능력이 최고조에 달하는 전성기라고 할 수 있다. 많은 신체 지표에서 두각을 나타내고 신체 회복도 빠른 편에 속한다. 2030 세대의 운동 성향 중 가장 핵심 키워드는 바로 '자기만족 추구'이다. 여성은 개인의 운동 목표를 설정할 때 체중 감량에 큰 비중을 두는 경향이 있다. 남성은 축구, 테니스, 골프, 배드민턴 등 구

2030 세대 추천 운동

종류	운동 방법 및 효과
웨이트 트레이닝	지속 가능한 운동을 위해 자세를 올바르게 하고 무게를 점진적으로 늘리는 것이 중요하다. 기구를 통해 개별 근육을 강화하고 다양한 운동을 연속으로 실시하는 '서킷 트레이닝'은 짧은 시간 안에 높은 운동 효과를 볼 수 있다. '인터벌 트레이닝'은 고강도 운동 중 휴식 시간을 짧게 두어 심폐 지구력 강화 및 체중 감량에 효과적인 방법이다.
자전거 타기	체력, 신진대사량 증가 등의 장점이 있다. 고강도로 페달을 밟은 뒤 저강도로 변경하여 실시하며, 중간에 짧은 휴식을 두는 인터벌 트레이닝이 가능하다. ex) 30초 고강도/ 90초 저강도 운동
구기 운동	축구, 농구, 테니스, 배드민턴, 골프, 탁구 등이 해당되며 전신 근력, 민첩성, 순발력 등의 향상은 육체 발달과 협동심, 사회성 발달에도 도움이 된다.
필라테스, 요가	유연성과 근력 운동의 효과를 동시에 거둘 수 있다.

기 종목을 통해 승부욕을 채울 수 있는 운동을 즐기는 경향이 있다.

　20대와 30대는 올바른 운동 습관을 형성하는 것이 좋다. 이 시기에 형성한 좋은 운동 습관은 훗날 훌륭한 건강 자산이 될 것이다. 다양한 신체 능력을 향상시킬 수 있는 황금 같은 시기이다. 유산소 운동, 근력 운동, 유연성 운동 등 다양한 운동에 시간을 투자하도록 하자. 다만 방심하면 부상은 언제든지 찾아올 수 있는 불청객이므로 충분한 준비 운동과 스트레칭은 꼭 놓치지 않도록 하자.

40대: 통증 신호를 대비하는 시기

40대 초반 여성이 20~30대 때와 달리 쉽게 피로해지고, 하복부와 엉덩이 쪽에 살이 쪘으며 허리도 아프고 무릎이 시큰거리는 느낌을 받는다고 하소연했다. 이 여성은 여러 건강 매체에서 운동의 중요성을 접해왔고 다행히 운동을 시작하고자 하는 의지가 있었다.

40대를 지나면서 우리 몸은 이곳저곳 아프다는 신호를 보내온다. 병원에서 환자와 상담할 때 환자들이 일과를 마치고 나면 목, 어깨, 허리가 천근만근 무겁다는 호소를 자주 듣게 된다. 진통제나 근육 이완제를 먹는 것은 질병이 있을 때 회복을 위해서 꼭 필요하다.

그러나 질병이 생긴 것이 아니어도 기초 체력의 약화로 자세가 바르지 못하다면 우리 몸은 통증이라는 신호를 피할 수 없다.

40대 추천 운동

종류	운동 방법 및 효과
걷기/달리기	걷기는 운동을 처음 하는 사람도 쉽게 접할 수 있는 유산소 운동이다. 30분에서 1시간 사이를 가볍게 걷고, 강도를 점진적으로 높여 계단 걷기, 등산, 인터벌 트레이닝 등을 통증 없이 하는 것이 중요하다.
요가, 필라테스	코어 훈련을 통한 통증 완화와 자세 교정의 효과가 뛰어나다.
홈트레이닝	스쿼트, 벽 스쿼트, 런지, 짐볼 운동 등 따라서 하기 쉬운 운동부터 점진적으로 강도를 높여 플랭크와 같은 높은 난이도의 운동도 권장한다.

약과 주사에 의존하는 것은 한계가 있기 때문에 우리는 몸이 바뀌도록 노력해야 한다. 하루에 10분 스트레칭, 3,000보 걷기와 같이 실천하기 쉬운 목표부터 운동을 시작하자. 내가 흘린 땀방울 수만큼 10년 뒤의 나는 더 건강해질 것이다.

50대: 100세 시대 반환점

50대는 남녀 모두 갱년기를 포함하여 많은 신체 변화를 겪게 된다. 여성의 경우 여성 호르몬인 에스트로겐, 남성의 경우 남성 호르몬인 테스토스테론과 같은 성 호르몬이 감소하면서 다양한 신체적·정신적 변화를 겪게 된다. 특히 여성의 경우 골다공증 발병률이 증가하고 작은 충격에도 골절이 쉽게 발생하기도 한다. 이 시기의 남녀 모두 만성 질환 발병률이 증가하여 당뇨, 고혈압, 고지혈증, 심

50대 추천 운동

종류	운동 방법 및 효과
걷기/느리게 뛰기 Slow Jogging	중년층은 심폐 능력 향상을 위해 하루 30분에서 1시간 정도 빠르게 걷기 또는 느리게 뛰는 것을 추천한다. 필요에 따라 경사로 걷기, 인터벌 트레이닝과 같이 보행 속도에 변화를 주는 등의 운동 강도를 조절하는 것도 좋다.
자전거 타기	하체 근력 강화, 심폐 지구력의 증가에 도움이 된다. 무릎과 허리에 부담을 주지 않도록 조심해야 한다.
필라테스	코어 근육 발달 및 관절 유연성이 향상된다. 무릎과 어깨와 같이 많이 움직이는 관절은 특히 주의한다.

혈관 질환, 암의 유병률이 증가하게 된다.

50대는 100세 시대 반환점을 도는 시기이자 건강 지표상 변곡점이 많은 중요한 시기다. 따라서 스트레스 관리, 금연, 금주, 충분한 수면 시간 확보 등 생활습관을 교정하면서 운동을 병행하는 것이 좋다. 균형 있는 영양소 섭취, 체중 관리와 더불어 정기적인 건강검진을 통해 본인의 몸 상태를 확인하고 운동한다면 큰 질환을 사전에 예방할 수 있다.

60대: 잃었던 '나'를 되찾는 시기

60대는 은퇴, 자녀의 독립, 건강의 변화, 경제적 어려움 등으로 심리적 스트레스를 크게 얻을 수 있는 시기이다. 이로 인해 우울, 불안, 무력감 등이 증가하며, 삶의 질이 떨어질 수 있다. 신체의 노쇠와 더불어 정신 건강의 문제가 뚜렷하게 나타날 수 있는 시기이다.

꾸준한 신체활동은 우리에게 불안, 공포, 우울 등의 부정적인 감정을 해소하고 내면의 감정을 안정시키는 효과를 준다. 주변에 운동을 통해 심리적 안정감을 찾고 삶을 긍정적으로 되돌렸던 사례들을 많이 보았을 것이다.

60대의 정신 건강 문제는 자연스러운 노화의 현상이라기보다는 치료와 관리가 필요한 문제임을 인식해야 한다. 전문의의 조언이 필요하다면 병원을 방문하여 충분한 상담을 받도록 하자. 처음에는 소소한 일상을 즐기며 시작하는 것이 좋다. 햇볕을 느낄 수

60대 추천 운동

종류	운동 방법 및 효과
걷기/느리게 뛰기 Slow Jogging	걷기는 전 연령대에 추천하는 유산소 운동이다. 무릎이나 발목 등에 통증이 있다면 황톳길과 같은 부드러운 노면을 걷거나 편안한 신발로 교체하여 환경의 변화를 주는 것도 좋다.
수영, 수중 에어로빅	근력과 심폐 지구력을 강화한다. 부력을 이용하므로 관절염이 있는 고령층에도 추천할 만한 운동이다. 특히 그룹 운동으로 실시하면 운동 효과가 뛰어나다.
요가, 명상	스트레스 및 불안 완화 효과가 있다.
홈트레이닝	벽 스쿼트, 런지, 탄력 밴드, 아령 운동 등을 운동 강도와 횟수를 조절하며 통증 없이 하는 것이 좋다.

있는 가벼운 산책부터 시작해보는 것도 좋다. 부상 없이 하루하루 운동을 하고, 단계별로 목표를 설정하여 작은 성공의 기쁨을 쌓아 보도록 하자. 이렇게 한 달이 지나고, 1년이 지났을 때 달라진 나의 모습을 보면서 잃어버렸던 자존감을 회복할 수 있을 것이다.

70대 이후: 사람 속 활력 찾는 시기

70대 이후부터는 뚜렷한 노화와 인지 기능 상실이 우려되는 시기이다. 뇌혈관질환, 치매, 파킨슨병 등 신체 건강과 함께 인지 기능이 낮아지는 질환의 발병률이 높아진다. 적당한 신체활동과 더불어 운동을 했을 때 인지 질환의 유병률을 감소시킨다는 연구가 있다. 미국 연구팀은 적절한 운동이 치매의 발병률을 낮출 수 있다는 연구 결과를 발표했다. 측정용 손목시계를 착용한 50세 이상 영국 성인 9만여 명을 평균 4.4년간 관찰하였다. 연구 결과 일주일에 약 35분씩 중강도 운동을 하면 운동을 전혀 하지 않은 경우보다 치매 발병 위험률이 41% 낮아졌다. 운동을 포함한 신체활동이 많을수록 치매 위험이 감소한다는 결과였다.[36]

하지만 이 시기의 노인들이 과도한 운동을 수행하기는 쉽지 않다. 근육량이 감소하고 균형 감각과 같은 신체 능력과 더불어 인지 능력이 떨어지기 때문에 개인이 혼자서 운동하기에 어려운 경우가 많다. 사회적 고립감을 줄여주고, 동료들과 유대감을 형성하여 동기 부여할 수 있는 장점이 있는 그룹 운동을 추천한다.

70대 이후 추천 운동

종류	운동 방법 및 효과
한 발 서기, 체중을 좌우 이동	하체 근육, 특히 종아리 근육에 자극을 주어 혈액 순환에 도움이 되도록 한다.
의자를 이용한 운동	의자에 앉아 가벼운 아령을 드는 형태의 근력 운동 및 스트레칭을 통해 안전하게 운동한다.
수중 에어로빅 (그룹 운동)	부력을 이용한 운동으로 관절에 부담을 줄이면서 운동할 수 있다. 그룹 운동으로 실시하면 대상자에게 많은 동기부여를 할 수 있다.
현수장치를 이용한 운동 (그룹 운동)	현수장치(슬링)와 같은 보조 도구를 이용하여 관절에 부담을 줄여준다. 한 발 떼기, 팔을 옆으로 들기 등을 실시한다. 그룹 운동으로 실시하면 운동 효과가 뛰어나다.

2장
집 밖에서 하는
하루 30분 저속노화 운동

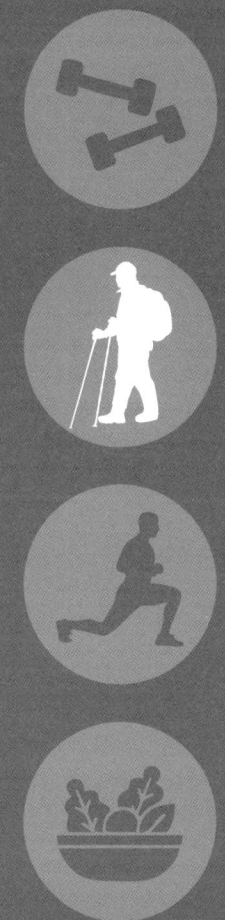

1 자연과 함께하는 운동, 노르딕 워킹

노르딕 워킹Nordic walking은 두 개의 스틱(폴)을 활용하여 걷는 전신 유산소 운동이다. 단순한 걷기를 넘어 상체와 하체를 동시에 사용하는 이 운동은 근육을 고르게 단련시키고 심폐 기능을 강화하는 데 효과적이다. 1930년대 핀란드의 스키 선수들이 여름철 체력 훈련으로 시작한 것에서 기원했다. 오늘날에는 전 세계적으로 시니어 건강을 위한 대표적인 운동으로 자리 잡았다.[37, 38] 우리나라처럼 산과 둘레길이 많은 환경에서는 노르딕 워킹을 일상에서 자연스럽게 실천할 수 있다.

이 운동의 가장 큰 장점은 전신 근육을 활용할 수 있다는 점이다. 일반 걷기와 달리 손에 쥔 스틱으로 지면을 밀어내는 동작이 포함되어 팔, 어깨, 등, 복부까지 다양한 부위의 근육을 자극한다. 그 결과 일반 걷기보다 약 40% 더 많은 근육이 활성화된다. 또한 에너지 소비량도 많아져 체중 관리와 심혈관 건강 개선에 효과를

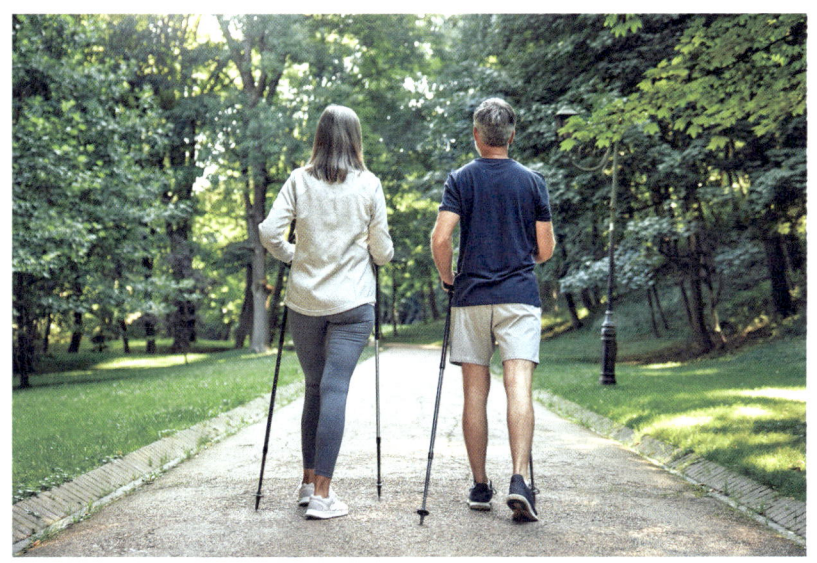

노르딕 워킹

보인다.[39] 무엇보다 노르딕 워킹은 관절에 부담이 적어 고령자에게 특히 안전한 운동이다. 스틱이 체중의 약 30%를 분산시켜 무릎과 허리에 가해지는 압력을 효과적으로 줄여준다. 이는 관절염이나 퇴행성 질환을 겪는 노인에게 큰 장점으로 작용한다.[40]

노르딕 워킹의 또 다른 강점은 높은 접근성이다. 특별한 기술이나 장비 없이 스틱만 있으면 누구나 쉽게 시작할 수 있으며, 속도와 거리도 개인의 체력에 맞춰 조절할 수 있다. 처음 시작할 때는 전문가의 지도를 받는 것이 바람직하지만, 일정 수준 이후에는 혼자서 또는 친구와 함께 즐길 수 있는 '평생 운동'이 된다. 산책로, 오르막길, 계단 등 다양한 지형에서 스틱은 단순한 보조 도구가 아닌 균형 유지와 추진력 향상에 도움을 주는 핵심 장비로 작용한다. 스키 폴과 유사하지만 손잡이와 바닥 면이 특별히 설계되어 있어 지형에 따라 효율적인 운동이 가능하다.

이 운동을 꾸준히 실천하면 심폐 기능이 강화되고, 혈액 순환이 촉진되며, 자세 교정과 골밀도 유지에도 긍정적인 영향을 미친다.[41] 특히 전신을 고르게 사용하는 특성 덕분에 일상생활에서 움직임도 효율적으로 향상된다. 또한 자연 속에서 이루어지는 노르딕 워킹은 우울감과 스트레스를 완화하여 정신적 안정감을 높이는 데에도 도움이 된다. 단순한 운동을 넘어 신체와 정신 모두에 활력을 주는 저속노화 운동으로서의 가치를 지닌다. 유럽과 북미의 여러 연구에 따르면, 주 3~4회 노르딕 워킹을 실천한 시니어 집단은 일반 걷기를 한 집단보다 심폐 지구력, 근력, 정서적 안정감에서 뚜렷한 향상을 보였다. 이는 단순한 운동을 넘어 자연과의 교감이 정신 건강에 미치는 효과를 입증한 결과다.[42, 43]

현재 운동센터를 이용 중인 60대 여성 회원은 무릎 줄기세포 수술 후 재활 중이다. 센터에서 재활 훈련을 마친 뒤, 실외에서 실천할 수 있는 운동으로 노르딕 워킹을 추천했다. 처음에는 일반적인 걷기조차도 불안했지만, 스틱을 활용한 걷기는 훨씬 더 안정감을 느낄 수 있었다고 한다. 특히 상체를 함께 사용하는 전신 운동 방식 덕분에, 걷는 동안 팔과 어깨, 등 근육까지 자연스럽게 움직이게 되어 전신의 체력 향상을 체감할 수 있었다고 한다. 가장 큰 변화는 예전에는 상상도 못 했던 얕은 야산을 오를 수 있게 된 점이다. 60대 여성 회원은 "못 갈 줄 알았던 산길을 다녀올 수 있어서 정말 뿌듯하고 기뻤어요"라고 이야기하며, 활력과 자신감을 되찾은 모습이었다.

　이처럼 노르딕 워킹은 자연을 벗 삼아 몸과 마음을 동시에 건강하게 가꾸는 최고의 저속노화 운동 중 하나다. 신체 기능을 유지하고 삶의 활력을 되찾고자 한다면, 오늘 당장 스틱을 들고 가까운 둘레길을 걸어보자.

2   다양한 물속 운동, 수중 체조

수중 체조는 물속에서 이루어지는 다양한 형태의 신체활동을 의미하며, '아쿠아 피트니스Aqua fitness'라고도 불린다. 이 운동은 주로 수영장과 같은 얕은 물(약 1~1.5m 깊이)에서 진행한다.

물의 부력과 저항, 수압 등의 물리적 특성을 활용하여 신체 전반에 긍정적인 자극을 준다. 특히 고령자가 관절에 부담 없이 전신을 고르게 사용할 수 있다는 점에서 매우 이상적인 운동으로 평가받고 있다.

수중 체조의 가장 큰 장점은 물의 부력 덕분에 체중의 약 80~90%가 상쇄되어 관절에 가해지는 압박이 크게 줄어든다는 점이다. 이로 인해 무릎, 발목, 허리 등 관절 부위에 통증이 있는 분들도 안심하고 운동에 참여할 수 있다. 실제로, 관절염을 앓고 있는 노인이 수중 체조를 통해 통증이 완화되거나 재활 속도가 빨라졌다는 연구 결과도 다수 보고되었다.[44, 45]

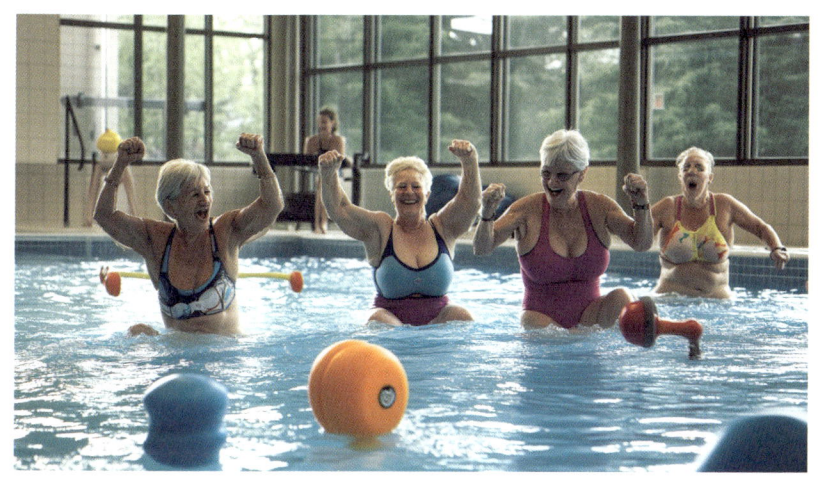

수중 체조

물속에서는 공기보다 더 강한 저항이 작용한다.[46] 그렇기에 팔과 다리를 움직이는 것만으로도 땅 위보다 훨씬 더 많은 근력을 사용하게 된다. 이러한 저항 운동은 근력 강화는 물론이고, 유연성 향상에도 탁월한 효과를 보인다. 물속에서 반복적으로 팔과 다리를 움직이는 동작은 근육 긴장을 높이면서 관절에 무리를 주지 않아 근감소증 예방과 기초 체력 유지에 큰 도움이 된다.[47]

수중 체조는 심혈관 건강에도 유익한 운동이다. 물속에서의 지속적인 움직임은 적당한 심박수 상승을 유도하여, 심장과 폐의 기능을 점진적으로 향상시킨다. 12주간의 규칙적인 운동으로 혈압 안정, 혈액순환 개선, 체지방 감소와 같은 건강상의 향상도 기대할 수 있다.[48]

무엇보다 수중 체조는 지루하지 않다. 다양한 형태로 즐길 수 있는 수중 체조는 아쿠아 에어로빅, 아쿠아 줌바, 아쿠아 사이클링, 아쿠아 요가 등 여러 프로그램으로 개발되었다. 이 운동 프로그램은 음악과 함께 율동적이거나 명상적인 요소를 포함하고 있어 즐거움과 운동 효과를 동시에 누릴 수 있다.

수중 체조는 운동 능력에 따라 강도와 속도를 쉽게 조절할 수 있기 때문에, 초보자부터 오랜 운동 경험이 있는 모두에게 적합하다. 특히 다른 운동에서 불안감이나 두려움을 느낀 사람에게도 심리적 안정감을 주는 물속 운동은 좋은 선택이 될 수 있다. 물속이라는 안정적인 공간은 실수에 대한 부담을 줄이고, 운동에 대한 자신감을 높여준다.

센터에서 근력 운동을 배우는 60대 회원 또한 무릎 통증과 고혈압으로 인해 운동을 망설이고 있었다고 한다. 하지만 주민센터에서 주 2회씩 진행되는 아쿠아로빅 수업에 참여한 후, 운동에 대한 두려움이 줄어들고 몸이 가벼워지는 느낌을 받았다고 한다.

물속이라는 안전한 환경 덕분에 무릎에 무리 없이 움직일 수 있었고, 유산소 운동과 스트레칭이 결합된 아쿠아로빅은 전신 근력 향상과 유연성 개선에도 큰 도움이 되었다고 한다. "땀 흘리지 않아도 운동한 느낌이 들고, 무엇보다 즐겁게 할 수 있어서 꾸준히 참여하게 된다"고 했다.

결론적으로, 수중 체조는 신체 기능 유지와 저속노화를 위한 매우 효과적이고 안전한 운동이다. 물의 특성을 활용하여 관절 부담 없이 근육을 강화하고 심폐 건강을 향상시키며, 삶의 질을 높이는 데 크게 기여한다.

    만약 관절 통증으로 인해 운동을 망설이거나 새로운 운동을 찾고 있다면 가까운 수영장에서 수중 체조를 시작하는 걸 권한다.

3 몸과 마음을 단련하는 운동, 태극권

중국 전통 무술에서 유래한 태극권太極拳, Tai chi은 오늘날에는 전 세계적으로 건강 증진과 심신 수련을 위한 대표적인 운동으로 자리 잡고 있다. 느리고 부드러운 동작, 내면에 집중하는 호흡법, 음양의 조화를 바탕으로 이루어지는 태극권은 신체적·정신적 건강을 동시에 다루는 전인적 운동으로 평가받는다. 이러한 특징 덕분에 건강 관리와 웰에이징Well-aging을 위한 최적의 운동으로 불린다.

태극권의 가장 큰 특징은 느리고 유연한 동작이다. 동작이 천천히 이어지며 근육과 관절에 과도한 부하를 주지 않는다. 체력이 약한 성인이나 고령자도 부담 없이 꾸준히 수련할 수 있다.

특히 반복적이고 부드러운 움직임은 근육의 긴장을 완화시키고, 관절에 무리를 주지 않으면서도 신체 기능의 유지와 향상에 도움을 준다.[49] 또한 태극권은 균형 감각과 유연성 향상에도 효과적

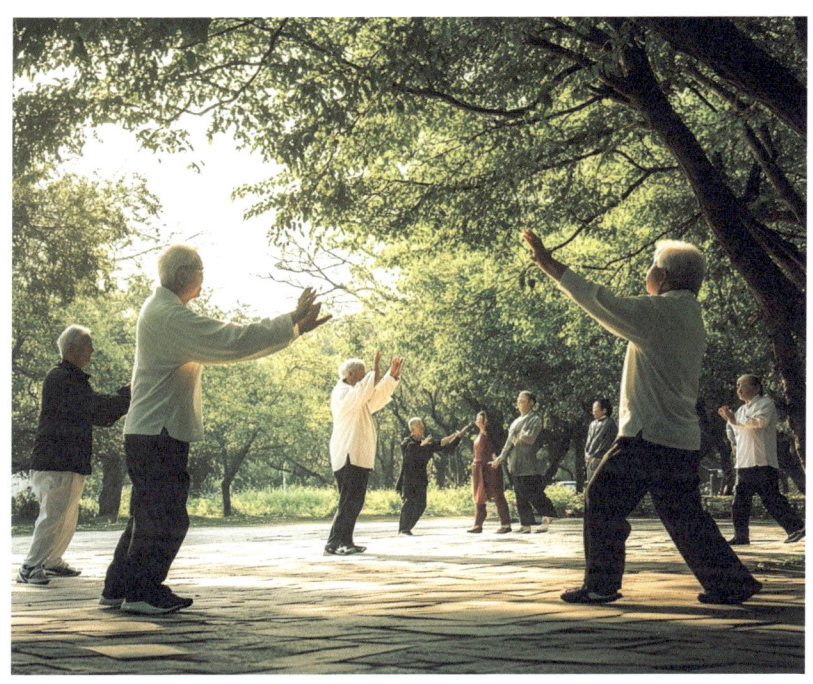
태극권

이다. 천천히 체중을 이동시키며 하체 근육과 코어를 활용하는 동작을 반복한다. 이런 동작은 자연스럽게 균형 감각을 향상시켜주며, 낙상 예방에도 긍정적인 영향을 미친다. 이러한 요소는 신체 기능 저하로 인한 사고 위험을 줄이고, 고령자의 안전한 일상생활 유지에 실질적인 도움이 된다.[50]

태극권은 단순한 신체 운동에 그치지 않는다. 태극권은 호흡을 중요하게 여긴다. 복식호흡을 중심으로 한 호흡 조절과 명상적 요소는 태극권만의 중요한 구성 요소이다. 깊고 느린 호흡은 심신의 이완과 안정에 기여하며, 스트레스 완화와 혈압 조절에도 긍정적인 효과를 보인다. 이처럼 태극권은 몸과 마음의 조화를 통해 전반적인 삶의 질 향상을 추구하는 운동이라 할 수 있다.[51]

태극권은 사회적 측면에서도 의미가 깊다. 유럽을 비롯한 여러 국가에서는 공원이나 커뮤니티 센터에서 태극권 동호회가 활발하게 운영되고 있다. 다양한 연령과 배경을 가진 사람들이 함께 수련하며, 사회적 유대감을 키우고 고립감을 해소하는 데에도 기여한다. 이는 고령자에게 정서적 안정과 소속감을 제공하는 중요한 기회가 된다.[52] 태극권을 하는 모습은 우리나라 야외에서도 많이 볼 수 있다.

파킨슨 질환을 앓고 있는 운동센터의 70대 회원에게 태극권을 권장했다. 기초 체력 향상, 자세 교정, 정서 안정을 목표로 주 3회씩 3개월 진행했는데 관절에 무리가 없는 운동으로 회원의 만족도가 꽤 높았다. 처음에는 느린 동작을 낯설어했지만, 점차 집중력과 균형 감각이 향상되었고, 수업 이후 수면의 질과 기분 상태가 개선되었다고 응답하였다. 특히 "무릎이 아파 걷는 것도 힘들었는데, 태극권을 시작한 뒤로는 몸이 훨씬 가볍고 자세가 반듯해졌다"고 소감을 밝혔다.

결론적으로 태극권은 신체적 건강, 정신적 안정, 사회적 교류까지 모두 아우를 수 있는 종합적인 운동이다. 느리고 부드러운 동작, 깊은 호흡, 균형과 유연성 강화, 그리고 공동체 활동을 통한 사회적 연결을 포함하는 태극권은 건강하고 활기찬 노년을 위한 최적의 선택이다.

꾸준한 수련을 통해 몸과 마음의 균형을 이루고, 삶의 활력을 되찾는 데 태극권만큼 좋은 운동은 드물다. 하루 20분이라도, 지금 바로 실천하길 권한다.

4   안전하고 효과적인 의자 운동, 체어 요가

  요가Yoga는 오랜 역사와 전통을 지닌 수련법으로 근력 강화, 유연성 증진, 균형 감각 향상 등 신체 건강에 뛰어난 효과를 보인다. 동시에 스트레스 해소와 우울증, 치매 예방 등 정신 건강에도 긍정적인 영향을 미치는 전인적 운동이다.

  60대 이상의 고령층은 근육이 약해지고 균형 감각이 저하되면서 낙상 위험이 높아지기 쉽다. 특히 순간적인 몸의 불안정은 골절이나 외상 같은 큰 부상으로 이어질 수 있다. 신체활동을 할 때에는 무엇보다 안전을 최우선으로 고려해야 한다. 이러한 상황에서 '체어 요가Chair yoga'는 고령층이 안전하게 운동을 시작하고 꾸준히 지속할 수 있는 최적의 수련법으로 주목받고 있다. 체어 요가는 말 그대로 의자에 앉아서 진행하는 요가 동작을 말한다. 서서 하는 기존 요가에 비해 신체에 가해지는 부담이 적고 동작이 부드러워 관절에 무리를 주지 않는다. 의자에 앉은 상태에서 근력과 유연성,

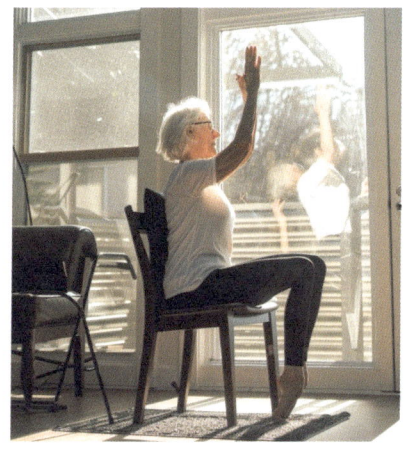 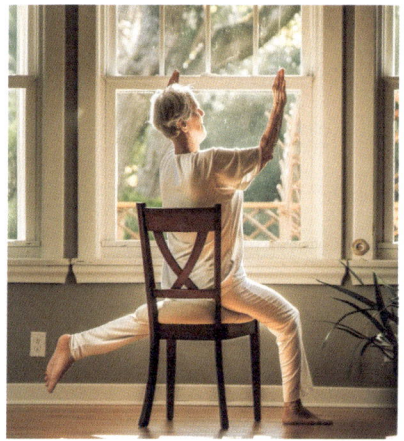

체어 요가

균형감을 향상시키는 동작을 반복함으로써, 신체 기능이 저하된 고령층도 무리 없이 따라할 수 있다는 장점이 있다.[53]

체어 요가는 특히 낙상 위험을 최소화할 수 있어 고령층에게 안전한 운동 환경을 제공한다. 균형 감각이 부족한 고령층에게는 서서 하는 운동보다 안정적인 자세에서 운동을 시작하는 것이 효과적이며, 이는 자존감과 자신감 향상으로도 이어진다. 넘어질까 운동을 꺼리던 이들도 체어 요가를 통해 운동에 대한 두려움을 극복할 수 있다.[54, 55]

신체적인 효과에 더해 체어 요가는 호흡법과 명상 요소도 포함하고 있어 심신의 안정을 돕는다. 깊고 느린 복식호흡은 심박수를 조절하여 혈압을 안정시키며, 마음을 차분하게 만들어 스트레스를 완화하는 데 효과적이다. 이는 우울감이나 불안감 해소는 물론, 전반적인 정신 건강 증진에도 큰 도움이 된다. 고령자가 일상에서 느

끼는 정서적 어려움을 완화하는 데 긍정적인 역할을 한다.[56]

체어 요가는 장소나 장비에 제약이 적은 것도 큰 강점이다. 의자만 있으면 집 안은 물론 복지관, 커뮤니티 센터, 심지어 사무실에서도 간단히 실천할 수 있어 접근성이 뛰어나다. 사회적 거리두기 상황이나 외출이 어려운 날에도 안전하게 실천할 수 있는 운동으로, 꾸준한 습관 형성에 유리하다. 운동이 일상이 되는 환경을 만드는 데 체어 요가는 중요한 역할을 한다. 무엇보다 체어 요가는 단순한 운동 이상의 의미를 지닌다. 호흡을 고르고 몸의 움직임에 집중하는 과정은 하나의 작은 명상과 같아 자기 자신을 있는 그대로 받아들이고 존중하는 경험이 된다. 이는 시니어가 신체적 변화와 한계를 자연스럽게 받아들이며, 삶에 대한 긍정적 태도를 유지하는 데 큰 힘이 된다.[57]

이처럼 체어 요가는 시니어에게 안전하고 효과적인 운동 수단일 뿐 아니라, 신체와 정신을 함께 돌보는 전인적 수련법이다. 낙상 위험을 줄이고 근력과 균형감을 높이며, 정서적 안정과 자기 수용을 돕는 체어 요가는 건강하고 활기찬 노년을 맞이하는 데 있어 매우 유익한 선택이 될 수 있다.

5
지속적인 단계별 운동, 저중량 근력 운동

나이가 들면서 우리 몸은 자연스럽게 근육량과 근력이 감소하는 '근감소증Sarcopenia'을 겪게 된다. 특히 60대 이후에는 근육량이 30% 이상 줄어들고, 80대에 이르면 그 감소 폭이 50%에 달할 수 있다고 한다.[58] 이러한 근육 감소는 단순히 체력 저하에 그치지 않고, 걷기나 계단 오르기와 같은 기본적인 생활을 어렵게 만든다. 나아가 낙상 위험을 증가시키고 만성 질환의 발생 가능성까지 높여 건강에 심각한 영향을 줄 수 있다.[59]

다행히 저중량 근력 운동은 근감소증을 예방하고 이미 감소한 근육을 회복하는 데 효과적인 방법으로 알려져 있다.[60] 고령층에서 특히 빠르게 약해지는 부위는 허벅지와 엉덩이 등 하체 근육이다. 하체 근력이 약해지면 보행, 의자에서 일어나기, 계단 오르기 등의 일상적인 움직임이 어려워지고, 이는 독립적인 생활 유지에도 큰 제약이 된다. 저중량 근력 운동은 이러한 문제를 해결하는

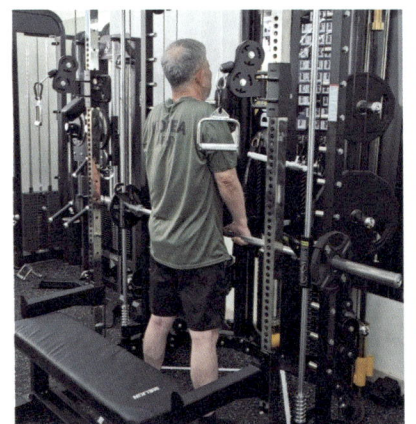 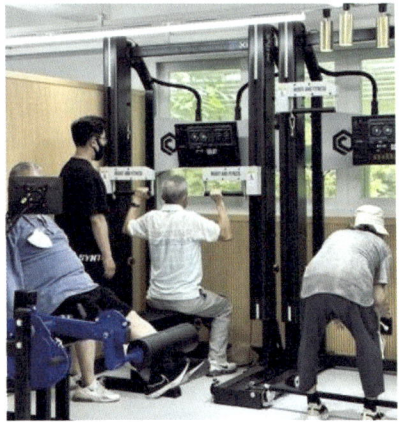

저중량 근력 운동

데 도움이 된다. 이 운동은 관절에 무리를 주지 않으면서도 하체 근력을 안전하게 강화할 수 있도록 돕는다. 보행 속도를 높이고 균형 감각을 향상시키는 데도 효과적이다.

반면, 고중량 근력 운동은 관절에 부담을 줄 수 있어, 관절 질환이 흔한 고령층에게는 적합하지 않을 수 있다. 이러한 점에서 저중량 근력 운동은 무릎, 어깨, 허리 등 관절 문제를 가진 분들에게 특히 안전하고 효과적인 운동 대안이라 할 수 있다.[61]

저중량 근력 운동은 보통 가벼운 아령(덤벨)이나 저항 밴드를 이용해 고반복 방식으로 근육을 자극하는 것이 특징이다. 덤벨 무게는 0.5kg에서 5kg 사이로 가볍지만, 반복 횟수를 늘려 충분한 자극을 주기 때문에 관절에 무리를 주지 않고도 근력을 효과적으로 키울 수 있다. 이 운동은 팔, 어깨, 등, 다리 등 전신의 여러 근육군을 골고루 사용하게 되어 균형 잡힌 근육 발달에 도움이 된다.[62]

또한 저중량 근력 운동은 개인의 체력과 근력 수준에 따라 운동 강도를 점진적으로 조절할 수 있다는 장점이 있다. 초보자부터 운동 경험자까지 모두 무리 없이 수행할 수 있다. 자신에게 맞는 강도와 반복 횟수를 설정해 꾸준히 실천하면 점차 근력 향상을 체감할 수 있다. 덤벨 외에도 저항 밴드와 같은 간단한 도구를 이용하면 장소나 환경에 제약 없이 언제 어디서나 운동할 수 있어 실용적이다.

저중량 근력 운동은 근감소증으로 인한 근육 감소와 기능 저하를 예방하고 회복하는 데 효과적이다.[63] 특히 고령층이 관절에 무리 없이 근력을 강화하고, 전신의 근육을 고르게 발달시켜 일상생활에서의 신체 기능을 향상시키는 데 도움이 된다.[64] 낙상 예방과 만성 질환의 위험을 줄이는 데도 긍정적인 역할을 하므로, 저중량 근력 운동을 꾸준히 실천하여 건강하고 활기찬 노년을 맞이하길 바란다.

3장
집 안에서 하는 하루 10분 저속노화 운동

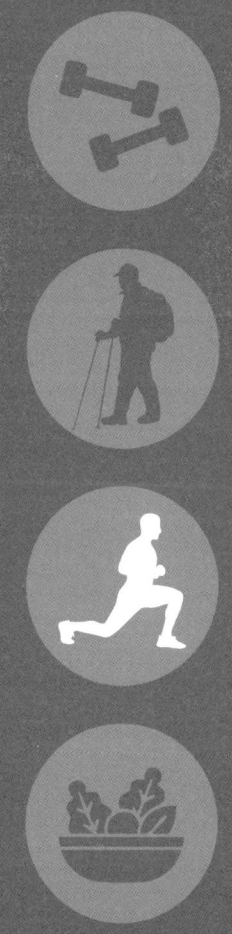

❶ 목 대각선 스트레칭

목뼈와 머리뼈에 붙어 있는 목 근육은 목 움직임과 안정성을 유지한다. 목 근육은 TV 시청, 스마트폰, 설거지 등 일상에서 고정된 자세로 인해 쉽게 피로해지며 긴장성 두통을 유발한다. 목 스트레칭을 통해 굳어진 목의 가동성과 유연성을 증진시키고 긴장성 두통을 예방할 수 있다.

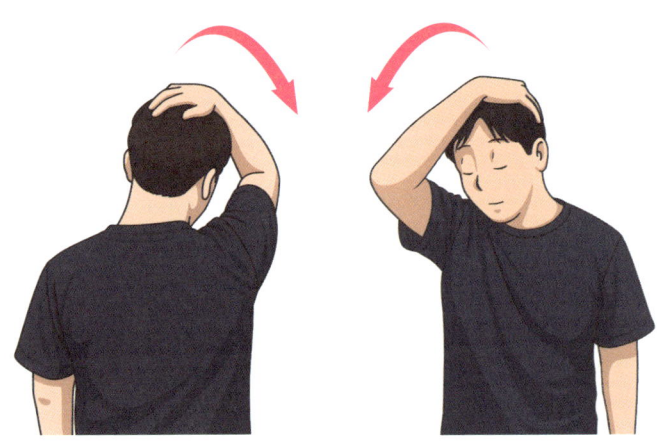

시작 자세 얼굴이 정면에서 오른쪽으로 향하게 한다. 오른손을 정수리에 놓는다.

운동 자세 시선이 대각선 바닥으로 향하게 한 후 머리를 아래 방향으로 당겨준다. 목 근육이 늘어나는 느낌이 들면 15초간 유지 후 놓는다.

주의 사항 통증이 발생하지 않는 범위 내에서 스트레칭한다.

> **Tip** 머리를 손으로 당겨 이완되는 느낌이 들 때 머리를 당기는 힘과 같은 힘으로 반대 방향으로 버텨주면 더욱 큰 이완 효과를 볼 수 있다. 스트레칭할 때 숨을 자연스럽게 내쉬면 더 이완된다.

❷ 머리로 깍지 손 밀어내기

일상생활과 집안일로 굽은 등과 목이 앞으로 나온 거북목 자세가 흔하다. 목을 뒤로 당기고 어깨를 벌리는 운동은 굽은 등과 거북목을 교정하는 운동이다.

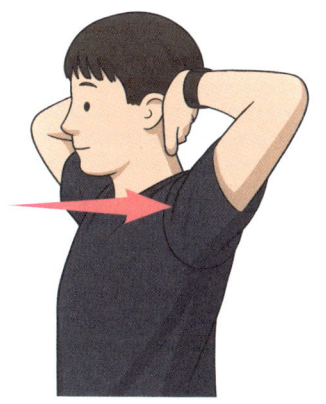 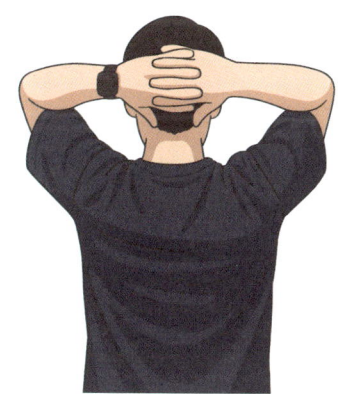

시작 자세 양손을 깍지를 낀 채 뒤통수에 위치한 후 팔을 벌린다.

운동 자세 1. 깍지를 낀 손 방향으로 머리를 뒤로 밀어주고 손이 뒤로 밀리지 않게 버틴다.
2. 15초간 힘을 준 자세를 유지한다.

주의 사항 과하게 목을 뒤로 젖혀 자세가 무너지지 않게 주의하고, 통증이 없는 범위에서 시행한다.

> **Tip** 뒤로 밀어낼 때 날개뼈를 중앙으로 모은다고 생각하고 밀어내면 더 효과적이다.

❸ 코드만 운동(Codman's Exercise)

어깨 관절은 주로 과사용으로 인해 40~50대 나이에 통증 및 불편함이 시작되는 부위다. 어깨의 회전 운동을 통해 어깨 관절의 통증 및 가동 범위를 조절하고, 안정성을 증진시킬 수 있다.

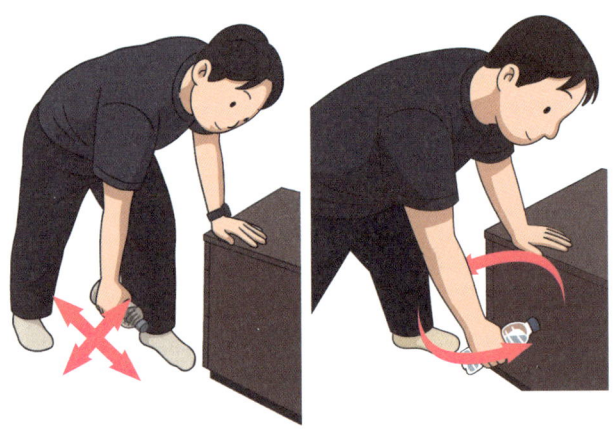

시작 자세 그림과 같이 허리를 펴고 왼쪽 손바닥을 책상에 짚은 후 자세를 숙여 오른팔(아픈 쪽)을 바닥 방향으로 늘어뜨린다.

운동 자세 1. 위-아래 방향으로 10회 천천히 움직인다.
2. 오른쪽-왼쪽, 시계 방향, 반시계 방향 돌리기 순으로 각 10회씩 진행한다.

주의 사항 통증이 없는 범위 내에서 팔을 흔들어주고, 허리가 굽지 않게 주의한다.

> **Tip** 물병 500mL 내 무게에서 조금씩 늘려가면 관절을 잡아주는 근육들의 근력 강화도 가능하다.

❹ 우산을 이용한 팔 벌리기 운동

어깨 벌림 근육은 일상 속 다양한 움직임으로 인해 힘줄 및 근육 손상이 잦다. 일상 도구를 이용한 운동을 통해 유연성을 향상시키고 근육 불균형을 줄일 수 있다.

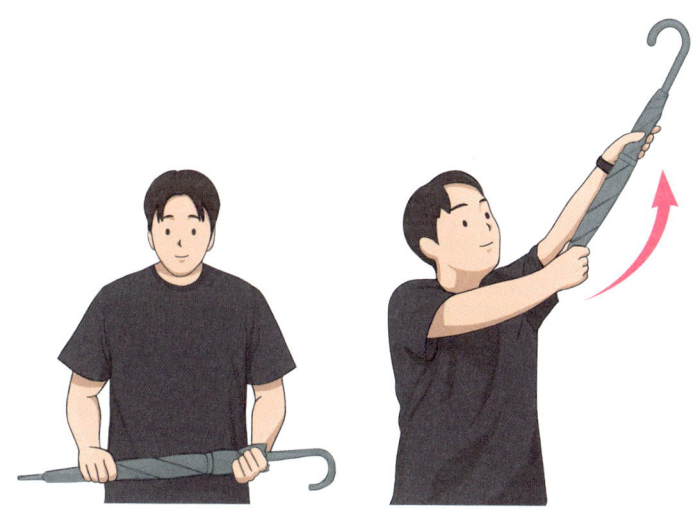

시작 자세   (통증이나 제한이 있는) 왼손으로 우산 밑을 받쳐 잡고, 오른손으로 우산을 위에서 감싸 잡아 어깨너비로 벌리고 선다.

운동 자세   1. 양손의 간격을 유지한 채 우산을 옆으로 밀어 올린다.
2. 왼손의 바닥 면이 운동하는 이의 측면이 바라보도록 팔을 돌리면서 올리기를 10회 반복한다.

주의 사항   팔을 올릴 때 몸통이 기울어지거나 틀어지지 않게 주의한다.

> **Tip**
> 도구가 무거울수록 저항 운동도 가능하다. 올라가는 각도가 잘 나오기 위해서는 우산을 잡는 양손의 간격은 어깨너비 정도가 좋다.

❺ 우산을 이용한 어깨 올리기 운동

오십견이나 충돌 증후군으로 인해 팔을 들어 올릴 때 통증이 심하고 가동 범위가 나오지 않아 불편을 호소하는 경우가 많다. 다음 운동은 통증이 있는 근육을 사용하지 않고 어깨 운동을 할 수 있다.

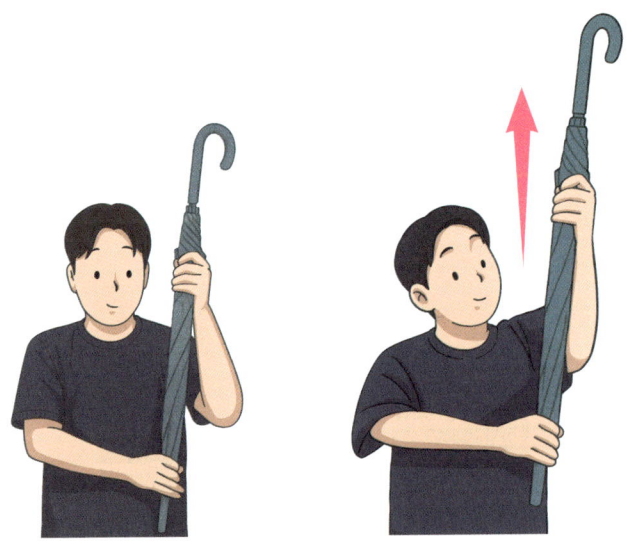

시작 자세   오른손으로 우산의 밑 부분을 잡고, 왼손은 윗부분을 감싸 쥐고 그림과 같이 자세를 잡는다.

운동 자세   오른손으로 우산을 수직 방향 위로 들어 올리고 내리기를 10회 반복 운동한다.

주의 사항   팔을 올릴 때 몸통이 기울어지거나 틀어지지 않게 주의한다.
팔을 올릴 때 통증이 없는 범위 내에서 실시한다.

> **Tip** 무거운 우산이나 막대기를 이용하면 저항 운동이 가능하다.

❻ 수건을 이용한 어깨 회전 운동

어깨 회전 근육은 생활 속 다양한 활동으로 인해 통증과 관절의 가동 범위 감소로 많은 불편함을 초래한다. 수건을 이용한 운동을 통해 유연성 향상 및 근육 불균형을 줄일 수 있다.

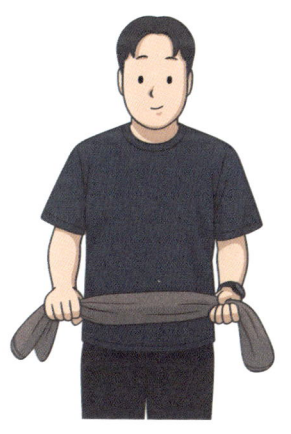 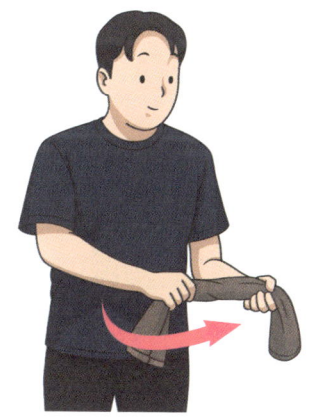

시작 자세 돌돌 말은 수건을 어깨너비만큼 간격을 두고, 오른손은 위에서, 왼손은 밑에서 감싸 쥐고 선다.

운동 자세
1. 팔꿈치를 몸에 붙이고, 양팔을 돌려 수건을 몸통 옆으로 10회 보냈다 돌아오기를 반복한다.
2. 반대 방향으로도 수건 잡은 손을 바꿔 시행한다.

주의 사항 팔을 돌릴 때 몸통이 같이 돌아가지 않게 주의한다.
팔을 돌릴 때 통증이 없는 범위 내에서 실시한다.

Tip 수건을 너무 높거나 낮게 들면 어깨에 힘이 들어가니 힘을 빼고 팔꿈치를 90도 굽힌 위치가 적당하다.

❼ 수건을 이용한 어깨 스트레칭

어깨 가동 범위가 작은 경우, 집에 있는 물건을 이용하여 유연성을 향상시키고 관절 가동성을 늘릴 수 있다.

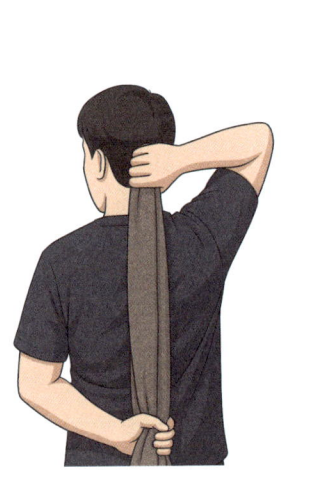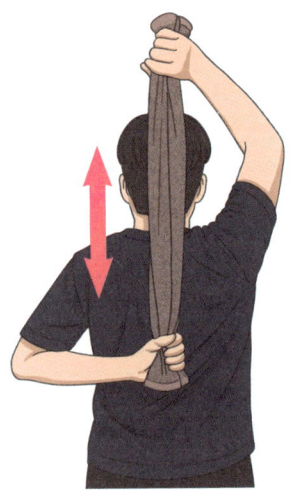

시작 자세 돌돌 말은 수건 위쪽을 오른손으로 뒤통수에서 그림과 같이 잡고, 왼손으로 허리 뒤쪽 위치에서 잡아준다.

운동 자세 1. 오른손을 천장 방향으로 올려준다.
2. 왼쪽의 어깨가 아프지 않은 만큼 올려주고 15초간 유지한다.

주의 사항 시작 준비 자세부터 통증이 있으면 시행하지 않는다. 팔을 올릴 때 통증이 없는 범위 내에서 시행한다.

> **Tip** 왼손으로 약간의 저항을 주면 스트레칭에 더 효과적이다.

⑧ 선서 운동(WY운동)

거북목, 둥근 어깨는 어깨뼈의 가동성이 줄어들어 목과 어깨에 통증이 발생한다. 이 운동은 어깨뼈의 자세 개선에 도움을 주고 가동성을 증진시킨다.

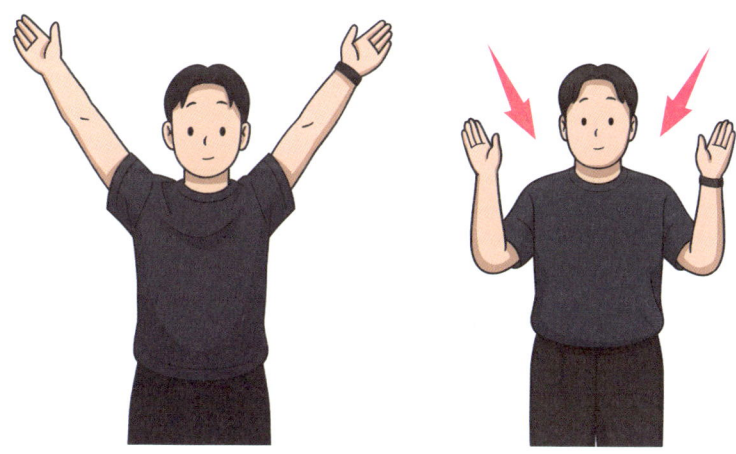

시작 자세 턱을 뒤로 살짝 당기고, 양쪽 팔을 벌리고 Y 자가 되도록 선다.
운동 자세 팔꿈치를 굽히면서 양쪽 팔을 내려 날개뼈가 서로 만나는 느낌으로 자세(W)를 취하고 15초간 유지한다.
주의 사항 시작 자세에서 팔을 너무 위로 올려 날개뼈가 많이 올라가지 않도록 한다.
 턱을 당긴 자세를 끝까지 유지한다.

Tip 양손에 500mL 물병이나 가벼운 아령을 들고 하면 더 효과적이다.

❾ 벽에 대고 푸시업 플러스

거북목, 둥근 어깨, 굽은 등으로 날개뼈의 가동 범위가 줄어드는 현상이 나타난다. 이 운동을 통해 날개뼈 주위 근육의 근력 강화와 자세 개선, 유연성을 증가시킬 수 있다.

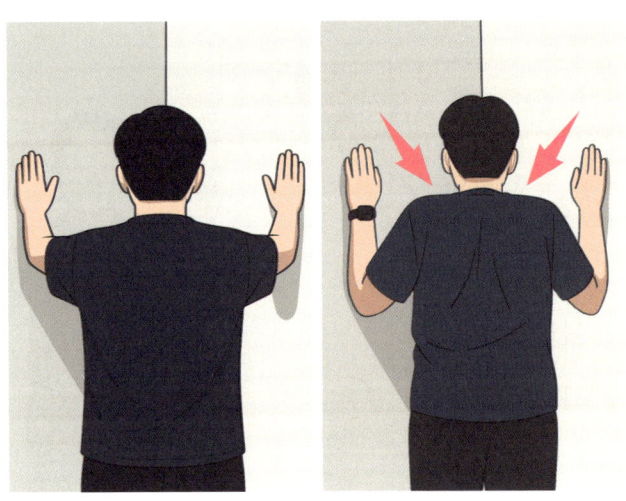

시작 자세 모서리가 있는 벽에 양팔을 뻗고 선다.
운동 자세 체중을 이용해 양쪽 날개뼈를 모아준다는 느낌으로 몸을 앞으로 보냈다가 다시 돌아오기를 10회 반복한다.
주의 사항 벽과 발 사이가 너무 멀지 않도록 한다.
어깨의 불편감이나 가슴 근육에서 통증이 느껴진다면 중단한다.

 양손에 물병이나 아령을 들면 가슴 근육 강화 운동도 가능하다.

⑩ 볼을 이용한 앞톱니근 운동

앞톱니근은 갈비뼈의 외측면을 덮고 있는 근육으로, 어깨뼈 아랫부분을 전방 옆쪽으로 끌어당기는 작용을 한다. 아래와 같이 간단한 도구와 동작으로 앞톱니근을 활성화시키는 운동을 할 수 있다.

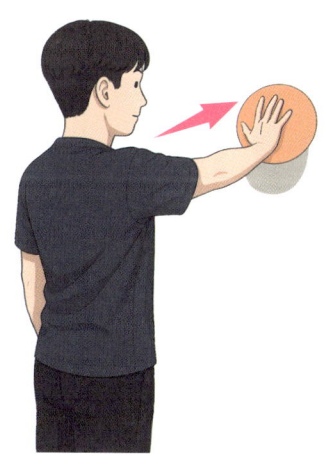

시작 자세   팔을 90도로 올리고 앞쪽으로 뻗어 벽과 손 사이에 준비한 공을 둔다.

운동 자세   팔이 멀어진다 생각하며, 손바닥으로 볼을 최대한 밀어내며 앞으로 뻗어서 15초간 유지한다.

주의 사항   벽으로부터 적당한 간격을 유지하고, 몸이 움직이지 않도록 유지한다.

 너무 단단한 재질보다는 짐볼과 같은 고무 재질의 공을 이용하면 근육의 움직임이 잘 느껴진다.

⓫ 수건을 이용한 앞톱니근 운동

앞톱니근은 팔을 들어 올릴 때 날개뼈를 상방 회전을 시켜 팔을 들어 올리는 데 도움을 준다. 근육이 약해지면 팔을 올릴 때 잘못된 움직임이 나오거나 통증이 발생한다. 이 운동을 통해 앞톱니근을 강화시켜 어깨의 가동 범위를 증가시킨다.

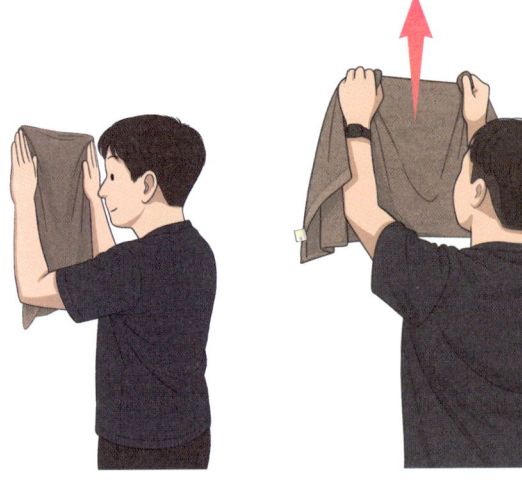

시작 자세   수건을 벽에 대고 아래팔을 수건 위에 붙인다. 양쪽 손바닥끼리 마주 보게 한다.

운동 자세   복압을 유지하며, 수건을 벽 따라 천천히 밀어 올렸다 내리기를 10회 반복한다.

주의 사항   팔꿈치가 벽에서 떨어지거나 어깨가 너무 올라가지 않도록 주의하고 몸통이 움직이지 않도록 한다.

> **Tip** 양팔로 수건을 팽팽하게 유지하면서 팔을 위아래로 움직여주면 더 효과적이다.

⑫ 대각선 팔 벌리기 운동

등 근육의 힘이 약해지고 가슴 근육 길이가 짧아지면, 등이 굽고 어깨가 둥글게 말리게 된다. 이 운동은 짧아진 가슴 근육을 늘리고 약해진 등 근육을 강화시킨다.

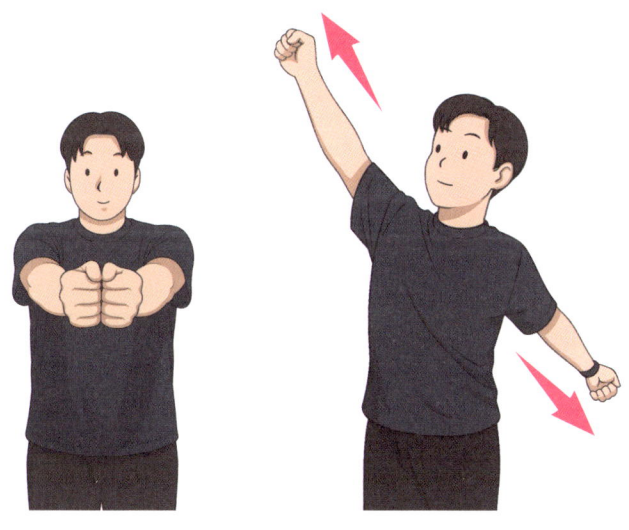

시작 자세	선 자세에서 양팔을 앞으로 쭉 뻗어 주먹으로 사과 모양을 만든다.
운동 자세	양손을 천천히 대각선으로 벌리고 다시 시작 자세로 돌아가기를 10회 반복한다.
주의 사항	몸통의 회전이 일어나지 않도록 주의한다.

 세라 밴드나 늘어나는 고무 재질의 물건을 이용하여 어깨 벌림근 및 능형근 강화 운동도 가능하다.

⑬ 수건을 이용한 전완근 운동

전완근은 손목을 굽히거나 펴고 회전하는 다양한 움직임에 영향을 준다. 이 운동을 통해 전완근을 강화하고 손목의 안정성을 증진시킨다.

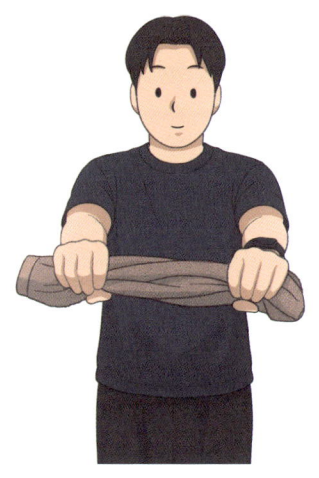 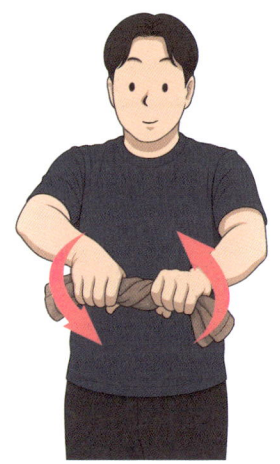

시작 자세 선 자세에서 양팔을 앞으로 뻗어 돌돌 말은 수건을 잡는다.

운동 자세 같은 위치에서 수건을 잡은 후 양손이 서로 다른 방향으로 당기고 밀어주기를 10회 반복한다.

주의 사항 손목과 팔꿈치에 불편감이 아닌 통증이 느껴진다면 중단한다.

> **Tip**
> 손아귀에 잘 잡히는 크기의 수건이 있어야 근육에 힘이 들어간 것을 잘 느낄 수 있다.

⑭ 물병을 이용한 전완근 운동

전완근이 약해지면 손목의 움직임이 제한된다. 일상생활 속 다양한 활동을 위해 손목의 안정성은 중요하다. 손목의 움직임에 집중하여 전완근을 강화시킨다.

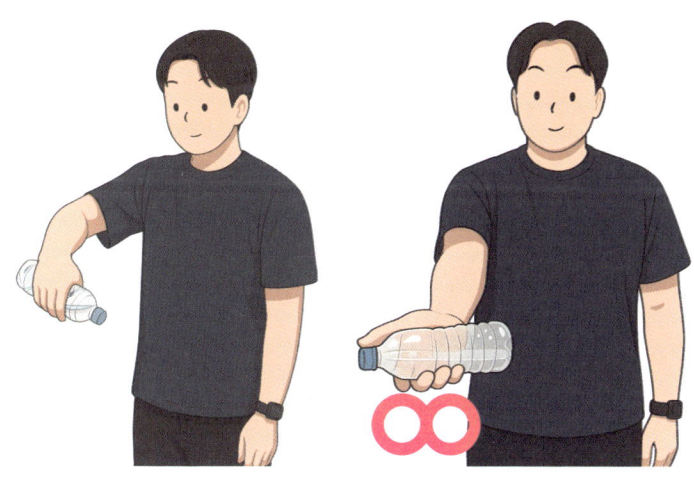

시작 자세 선 자세에서 팔을 앞으로 뻗어 500mL 물병을 든다.

운동 자세 팔을 내민 상태에서 물병의 중간을 잡고 8자 모양으로 돌리기를 10회 반복한다.

주의 사항 팔꿈치가 많이 구부러지지 않게 주의한다.

물의 양을 3/4 혹은 2/3 정도로 줄여 물의 움직임으로 인한 물병의 무게 중심 이동을 이용할 수도 있다.

15. 맥켄지 (엎드린 자세에서 상체 들기)

맥켄지 운동은 허리디스크로 인해 뒤로 나와 있는 디스크 내 수핵을 허리를 신전시켜 역학적으로 앞쪽으로 다시 이동하는 방법이다. 허리디스크나 골반의 좌골신경통으로 인한 통증 완화에 효과적이다.

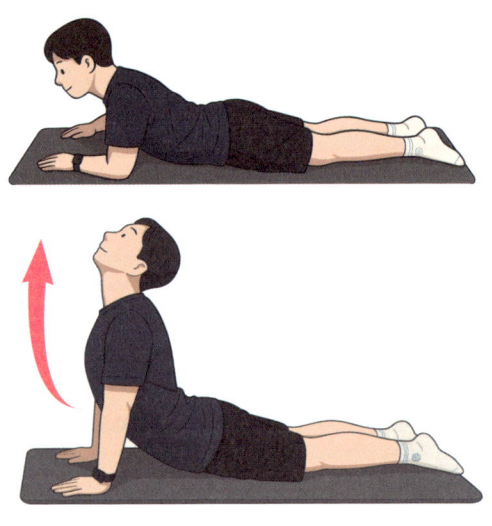

시작 자세   팔은 어깨너비로 벌리고 팔꿈치가 어깨 밑에 위치하도록 엎드린다.

운동 자세   손바닥에 힘을 주고 팔꿈치를 펴면서 천천히 상체를 일으켜 15초간 유지한다.

주의 사항   통증이 없는 범위에서 운동하며 통증이 심해지면 중단한다.

> **Tip** 숨을 내쉬면서 팔꿈치를 펴 상체를 천천히 들어 올리는데 골반은 바닥에 붙어 있고, 허리보다 팔의 힘으로만 들어 올리는 것이 좋다.

⑯ 허리 유연성 운동

허리 유연성이 부족하면 척추의 안정성이 떨어지고 부상의 위험이 높아지며 하체의 근지구력 및 원활한 움직임이 나오지 않게 된다. 하체를 좌우로 움직이며 척추와 골반을 잡고 있는 주변 속 근육들을 활성화하여 허리의 유연성을 증가시킨다.

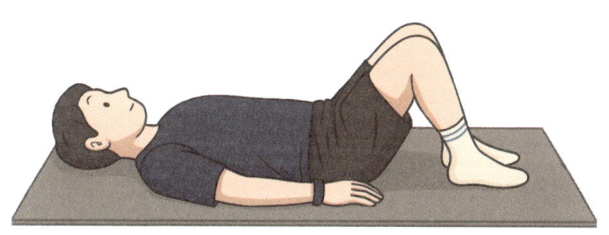

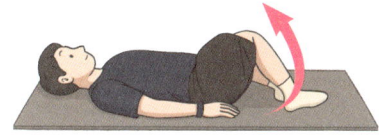 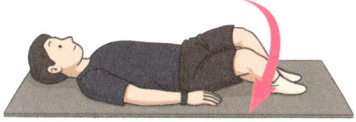

시작 자세 양손을 고관절에 두고 누운 상태로 양발을 지면에 대고 무릎을 굽힌다.

운동 자세 양쪽 무릎과 발을 서로 붙이고 좌우로 천천히 고관절을 왕복 10회 움직인다.

주의 사항 아래 등이 뜨지 않도록 한다.

 손으로 다리를 잡고 당겨주면 스트레칭도 가능하다.

⑰ 양발 양손 들기(슈퍼맨 자세)

이 운동은 척추의 기립근과 엉덩이 근육을 강화시켜 코어 안정성을 높여 자세를 개선하고 허리 통증의 예방과 완화에 도움을 준다.

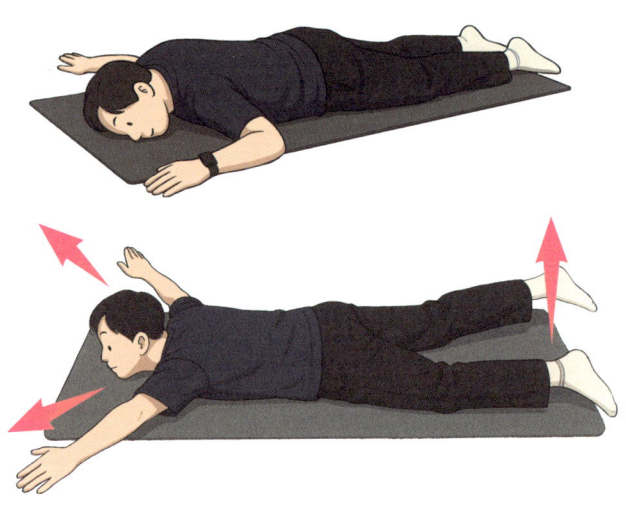

시작 자세 엎드린 자세에서 양손을 앞으로 뻗고 다리를 어깨너비만큼 벌린다.

운동 자세 양손과 다리를 동시에 들어 올리고 5초간 유지한다.

주의 사항 손과 다리를 들 때 팔꿈치와 무릎 관절이 굽혀지지 않도록 주의하고 통증이 없는 범위에서만 시도한다. 목을 너무 높이 들어 올리거나 젖히면 무리가 갈 수 있으니 주의한다.

> **Tip** 양팔을 동시에 들어 올리기 힘들면 한 팔, 한 발씩 번갈아 들어 올리기 연습을 먼저 실시한다.

18 대각 팔다리 뻗기(버드독)

이 운동은 팔다리의 협응성과 코어 근육, 골반 주위 근육의 안정성을 증진시키고 자세 개선에 도움을 준다.

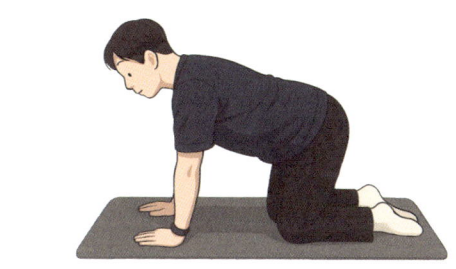

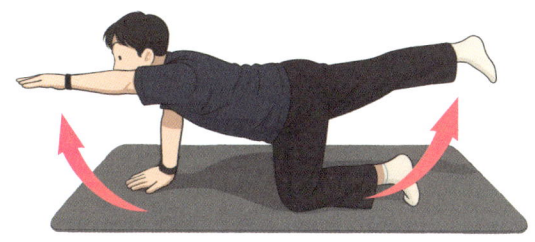

시작 자세 어깨와 무릎이 바닥과 수직이 되도록 네발 기기 자세로 엎드린다.

운동 자세 왼팔과 오른 다리를 바닥과 평행하게 천천히 올린다. 올린 팔과 다리를 다시 천천히 내리면서 이를 양쪽 각각 10회 반복한다.

주의 사항 허리가 과도하게 꺾이지 않게 주의하고 통증이 발생하거나 자세를 유지하기 어려우면 중단한다.

> **Tip** 팔다리를 들어 올리는 동안 코어에 힘을 주고 유지하며 허리에 부담이 가지 않는 선에서 척추와 일직선이 되도록 들어 올린다.

⑲ 네발 기기 자세(캣 앤 카우)

오래 앉아 있는 자세는 허리의 유연성이 감소하고 통증을 유발한다. 이 운동은 척추의 유연성을 증진시켜 뻣뻣한 허리나 통증 완화에 효과적이다.

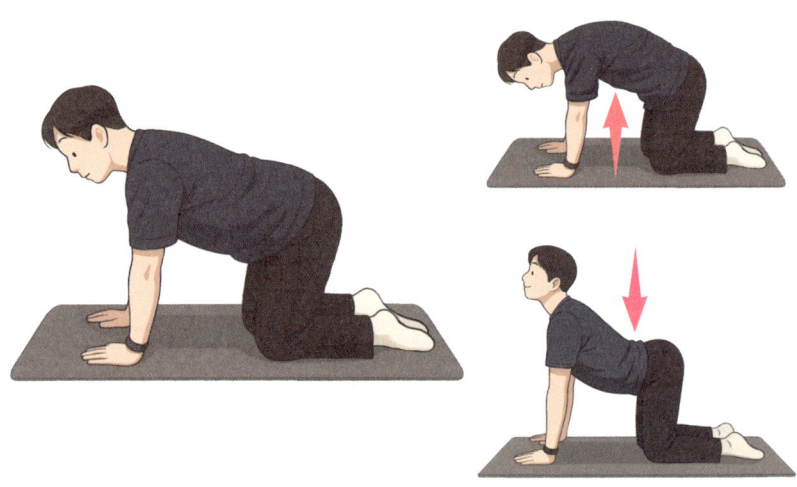

시작 자세 어깨와 무릎이 바닥과 수직이 되도록 네발 기기 자세로 엎드린다.

운동 자세 고개를 들면서 등과 허리를 바닥 쪽으로 늘어뜨려준 후 턱을 가슴 쪽으로 당기면서 등과 허리를 말아 올리기를 10회 반복한다.

주의 사항 몸통이나 골반이 틀어지지 않게 주의한다.

> **Tip** 호흡에 맞춰 천천히 움직이고 과도하게 꺾거나 심하게 말아 올리지 않는다.

⑳ 교각자세 운동(브릿지 응용 운동)

교각자세 운동은 엉덩이 근육을 강화하는 데 매우 효과적인 운동으로 아무런 장비 없이도 운동할 수 있다는 장점이 있다.

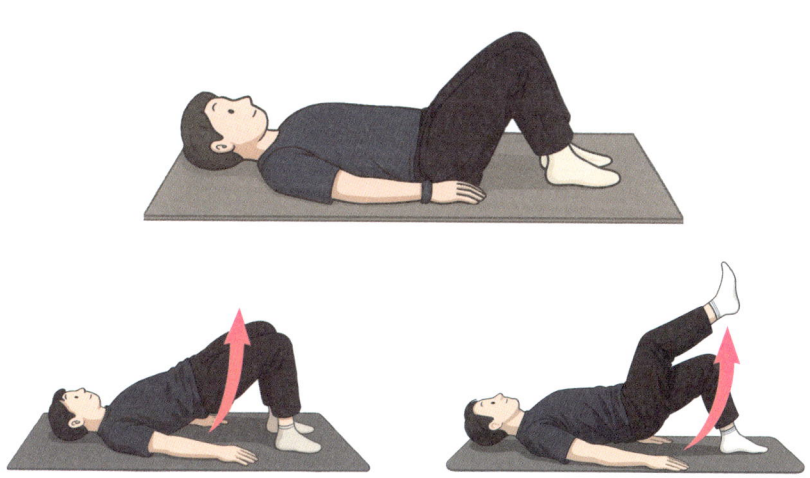

시작 자세	똑바로 누운 후 양쪽 무릎을 세우고 발바닥으로 바닥에 잘 고정한다.
운동 자세	1. 엉덩이에 힘을 줘서 어깨부터 무릎까지 일직선이 되도록 들어 올린다. 2. 양쪽 발을 번갈아 가면서 20회 올리고 내린다.
주의 사항	몸통이나 골반이 틀어지지 않게 주의한다.

Tip 동작을 천천히 할수록 엉덩이 근육에 힘이 들어오는 것을 잘 느낄 수 있다.

㉑ 옆으로 누워서 다리 벌리기 운동

엉덩이 측면에 위치한 중둔근을 위한 운동으로, 한 다리로 서거나 걸을 때 골반이 기울어지지 않게 균형을 잡도록 도움을 준다.

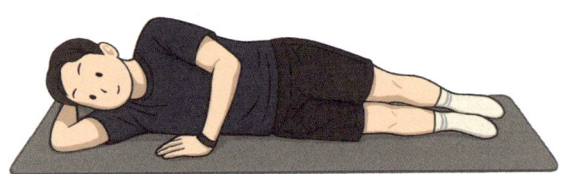

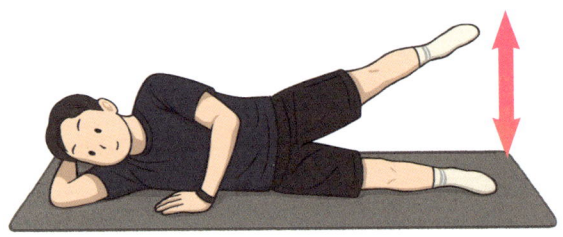

시작 자세 옆으로 누워 아래쪽 팔로 베개를 베듯 머리를 받친다. 몸이 기울지 않도록 다른 팔로 몸통 앞쪽 바닥을 짚는다.

운동 자세 코어에 힘을 주고 위쪽 다리를 천천히 들어 올리기를 10회 반복한다.

주의 사항 통증이 없는 범위에서만 들어 올린다.

 다리를 너무 높이 들어 올리면 골반이 틀어지거나 다른 근육이 개입할 수 있으므로 골반이 틀어지지 않는 범위에서만 들어 올린다.

㉒ 세라밴드 이용한 중둔근 운동

엉덩이 측면에 위치한 중둔근은 골반 높낮이 변화와 한 발 서기 균형에 중요하다. 양쪽 중둔근이 대칭이 되도록 운동해보자.

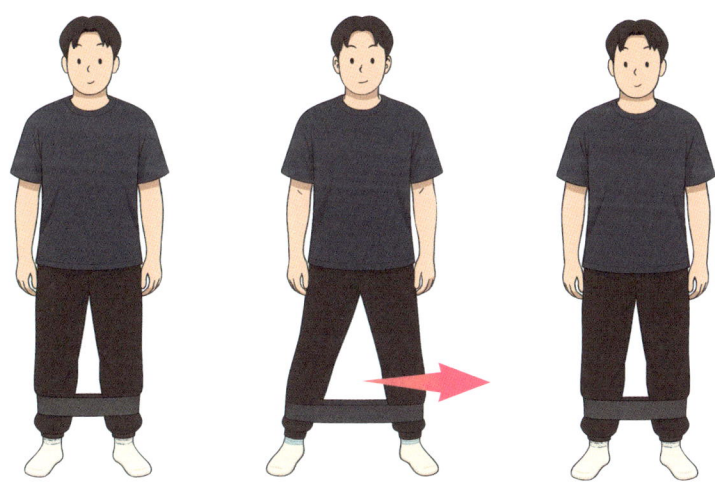

시작 자세 선 자세에서 발목에 밴드를 감고 어깨너비로 다리를 벌린다.
운동 자세 한쪽 발을 옆으로 한 걸음씩 열 걸음 이동한다.
주의 사항 한쪽 발이 이동하는 동안 반대쪽 발로 버텨준 후 이동한다.
저항으로 인해 발 모양 및 방향이 틀어지지 않도록 주의한다.
골반 통증이 발생한다면 즉시 운동을 정지한다.

> **Tip**
> 무릎을 구부리고 엉덩이를 뒤쪽으로 뺀 상태로 이동하면 운동 효과를 늘릴 수 있다.

㉓ 다리 모음근 운동

모음근은 두 다리를 안쪽으로 모으는 역할을 한다. 다음과 같은 자세에서 하체 운동을 통해 골반의 조절 능력 및 양쪽 다리의 협응력을 향상시킬 수 있다.

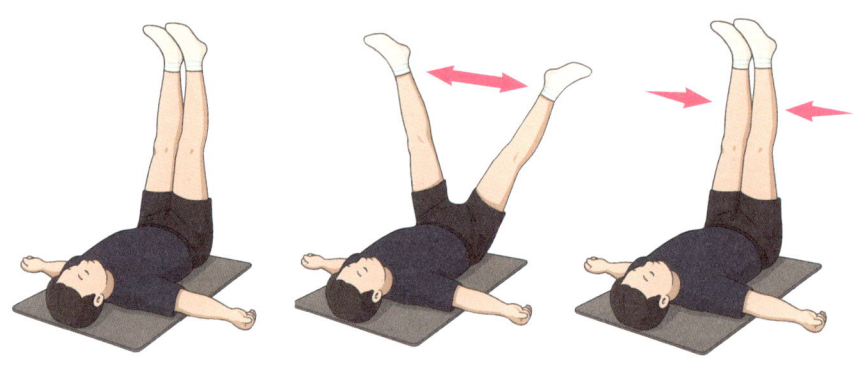

시작 자세   양발을 붙이고 벽에 다리를 기대어 그림과 같이 눕는다.
운동 자세   다리를 벌렸다 다시 안쪽으로 모아주기를 10회 반복한다.
주의 사항   허리가 바닥에서 뜨지 않게 주의한다.

> Tip
> 양발에 밴드를 걸고 운동하면 벌림근 운동도 가능하다. 끝까지 벌렸을 때 양발을 바깥쪽으로 돌려주면 좀 더 모음근에 대해 자극을 줄 수 있다.

㉔ 이상근 스트레칭

이상근은 좌골 신경을 압박하여 통증을 유발할 수 있는데 과도한 활동이나 격한 운동이 원인이 된다. 스트레칭을 통해 통증 완화 및 엉덩 관절의 유연성을 늘릴 수 있다.

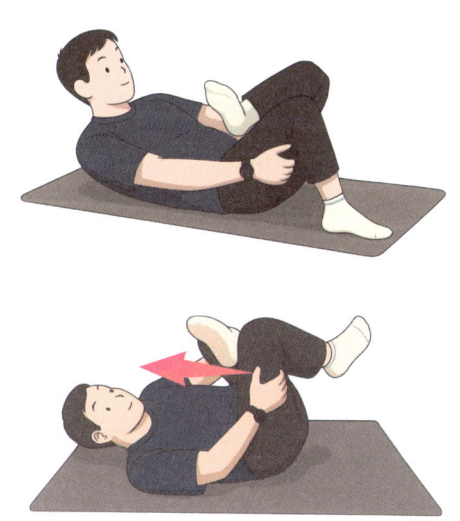

시작 자세   똑바로 누워 양쪽 무릎을 세운다.

운동 자세   한쪽 발의 발목을 반대쪽 무릎 위에 올리고 무릎 굽힌 발을 들어 몸쪽으로 당겨 15초간 유지한다.

주의 사항   몸통이나 골반이 틀어지지 않게 주의한다.

> **Tip**
> 무릎 위에 올린 다리의 무릎을 바깥쪽으로 밀어주면 스트레칭 강도를 늘릴 수 있다. 도와줄 수 있는 사람이 있다면 직접 당기는 것보다 밑에서 누군가 다리를 몸쪽으로 밀어주는 것이 훨씬 효과적이다. 스트레칭할 때 숨을 자연스럽게 내쉬면 더 이완된다.

㉕ 대퇴사두근 세팅 운동(Q setting)

대퇴사두근 세팅 운동은 무릎에 안정적인 운동으로, 이 운동을 통해 대퇴사두근의 강화와 무릎의 안정성을 높일 수 있다.

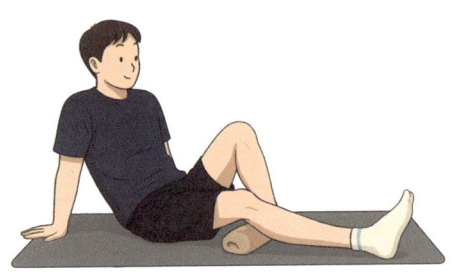

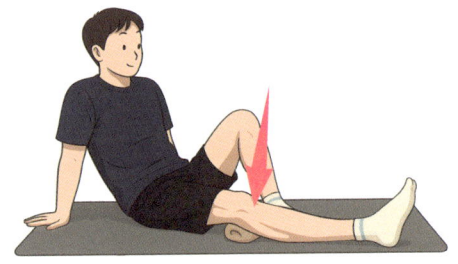

시작 자세 바닥에 다리를 펴고 앉아 무릎 밑에 수건을 둔다.
운동 자세 무릎으로 수건을 꾹 누르는 느낌으로 10초간 눌러준다.
주의 사항 통증이 없는 범위에서만 시행하며, 허벅지 뒤의 근육이나 종아리에 힘이 들어가지 않게 주의한다.

> **Tip**
> 누를 때 허벅지 앞쪽에 힘을 주며 누르고, 근육이 단단해지는 느낌을 손으로 만져 확인하며 누른다.

㉖ 벽 스쿼트

허벅지 앞쪽 근육과 엉덩이 근육을 강화하는 데 효과적인 맨몸 운동이다. 벽에 기대어 하면 허리에 가해지는 부담이 훨씬 적다는 장점이 있다.

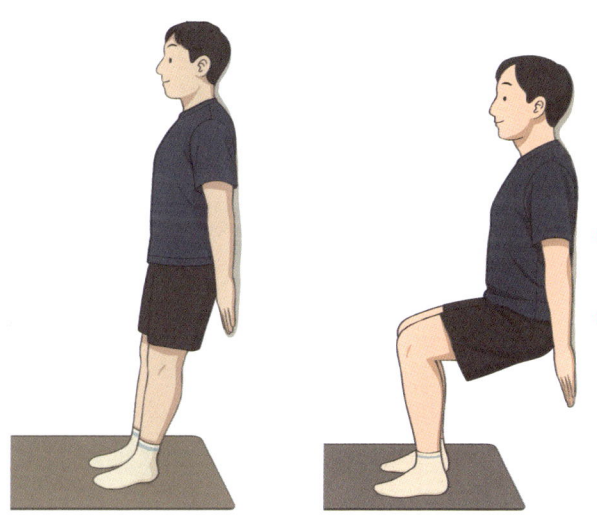

시작 자세   발을 어깨너비로 벌리고 벽에서 한 발짝 나와 벽에 기댄다.

운동 자세   엉덩이를 벽에 붙인 채 무릎의 각도가 90도가 되도록 내려가고 올라오기를 10회 반복한다.

주의 사항   통증이 없는 범위에서만 운동하고, 무릎이 발가락보다 앞으로 나가지 않게 주의한다.

> **Tip** 처음에는 90도보다 살짝 높은 각도로 시작하고 점진적으로 늘려가며 허벅지와 엉덩이에 집중한다.

㉗ 스쿼트

하체 근육을 강화하는 대표적인 맨몸 운동 중 하나로 아무런 장비 없이 어디서나 할 수 있다는 장점이 있다.

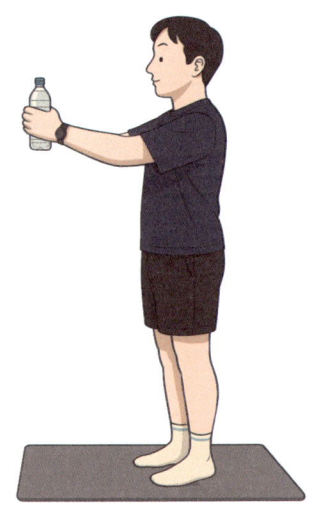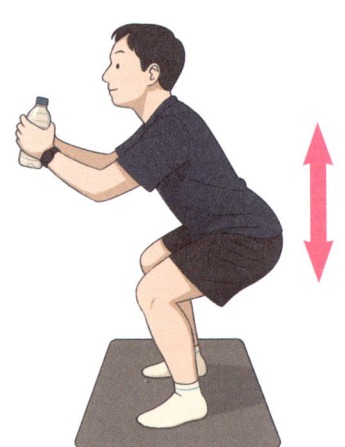

시작 자세 손을 깍지 끼고 발을 어깨너비만큼 벌리고 선다.

운동 자세 무릎이 발 앞으로 빠지지 않게 하고 엉덩이를 뒤로 빼서 앉았다 일어나기를 10회 반복한다.

주의 사항 허리를 펴고, 무릎은 항상 발끝과 같은 방향을 향하도록 유지해야 한다.

> **Tip**
> 통증이 없는 범위에서 최대한 천천히 깊숙하게 내려갔다가 올라오며 근육의 수축과 이완을 충분히 느낀다.

28 제자리 런지

하체 근육을 강화하는 대표적인 맨몸 운동 중 하나이며, 하체 협응력 향상에 매우 효과적이다.

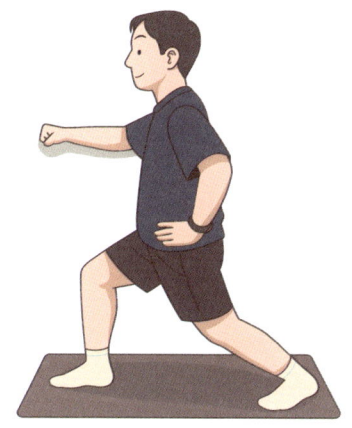 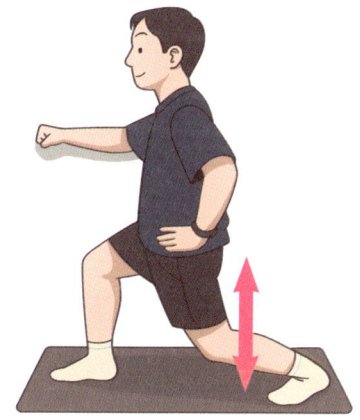

- **시작 자세**   그림과 같이 양쪽 다리가 구부러지지 않도록 선다.
- **운동 자세**   양쪽 무릎이 90도가 되도록 뒤쪽 다리로 앉았다 일어나기를 10회 반복한다.
- **주의 사항**   무릎은 항상 발끝과 같은 방향을 향하도록 유지하고 앞쪽 무릎은 발끝보다 앞으로 나가지 않게 주의한다.

상체가 앞으로 숙여지거나 뒤로 젖혀지지 않게 주의하며 서두르지 말고 천천히 진행한다.

㉙ 햄스트링 강화 운동

햄스트링은 무릎을 굽히거나 천천히 펴지게 하는 근육이다. 햄스트링 강화를 통해 약해진 근육의 불균형을 조절하여 정확한 근육의 움직임을 만들 수 있다.

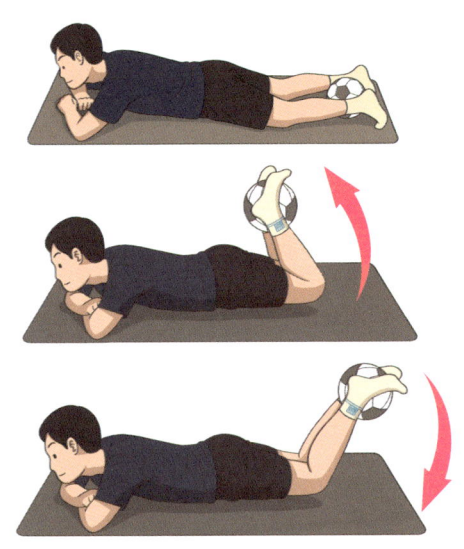

시작 자세   공이나 사물을 발 사이에 끼고, 무릎을 편다.

운동 자세   무릎을 90도 굽혔다가 천천히 제자리로 돌아오기를 10회 반복한다.

주의 사항   공이나 사물을 떨어뜨리지 않게 양쪽 균형을 잘 맞춰준다. 무릎을 굽혔다가 펼 때 힘을 단번에 빼서 발이 바닥에 떨어지지 않도록 한다.

> **Tip**
> 공이나 사물이 무거울수록 저항 운동이 된다.

30 햄스트링 스트레칭

무릎을 굽히거나 천천히 펴지게 하는 햄스트링 근육은 하체 움직임에 필수적이며 짧거나 뻣뻣하면 허리 통증을 유발하고 무릎 부상 위험을 높인다.

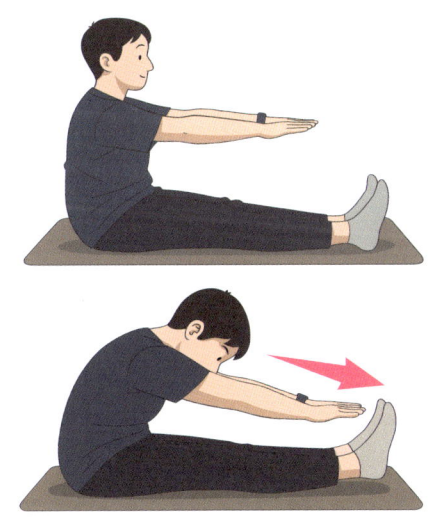

시작 자세   다리를 뻗고 바닥에 앉은 후 양 발목이 1자가 되도록 몸쪽으로 당긴다.

운동 자세   팔을 뻗어 발가락 방향으로 몸을 구부린다.

주의 사항   찌르는 듯한 통증이 느껴지면 즉시 중단한다.

 허리를 곧게 편 자세에서 발끝을 몸쪽으로 당기면서 천천히 숙인다. 스트레칭할 때 숨을 자연스럽게 내쉬면 더 이완된다.

③¹ 뒤꿈치 올렸다 내리기

앉아 있는 시간이 길어지거나 활동량이 줄어들게 되면 하체 근육이 약해지는 경우가 많다. 이 운동은 집에서 간단하게 하기 좋은 종아리 운동으로 종아리 근육 약화를 예방한다.

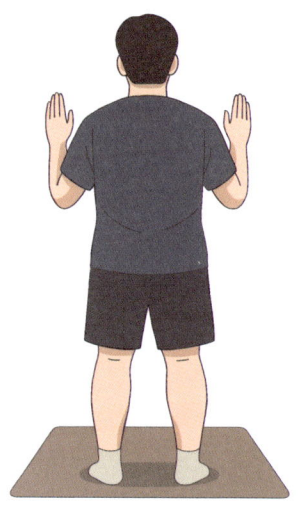 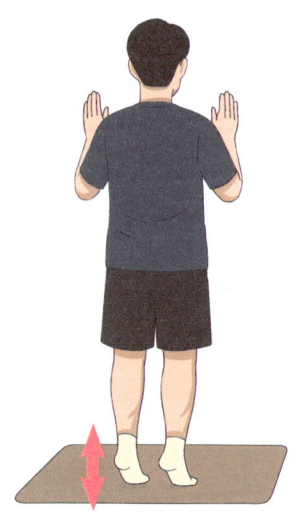

시작 자세　벽면에 양손을 대고 발을 어깨너비만큼 벌린 후 선다.
운동 자세　발뒤꿈치를 들어 올리고 내리기를 10회 반복한다.
주의 사항　한쪽 다리에 체중이 과하게 실리지 않도록 한다. 운동하는 동안 몸이 한쪽 방향으로 기울어지지 않도록 주의한다.

 반복 동작 수행 시, 빠른 속도보다는 천천히 진행하는 것이 좋다. 수행 능력이 좋아질수록 한 발로 진행한다.

㉜ 종아리 스트레칭

종아리 근육은 무릎 뒤쪽에서 시작해 발뒤꿈치까지 이어지는 근육이다. 짧거나 뻣뻣해지면 발목에 영향을 끼쳐 보행·균형 능력에 영향을 준다. 주기적인 스트레칭으로 근육이 짧아지거나 뻣뻣해지는 것을 예방할 수 있다.

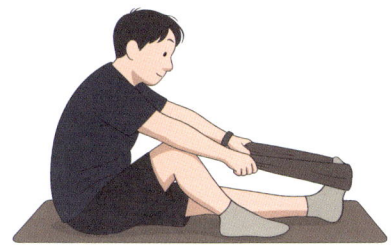 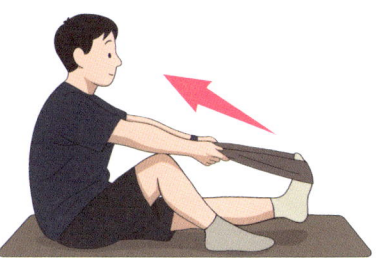

시작 자세   바닥에 한쪽 다리를 뻗고 앉는다.
운동 자세   수건으로 뻗은 다리의 발바닥을 감싸고 몸쪽으로 당겨 15초간 유지한다.
주의 사항   무릎이 과하게 펴져 통증이 발생하지 않도록 주의한다.

 스트레칭할 때 숨을 자연스럽게 내쉬면 더 이완된다.

㉝ 플랭크

코어 근육이 약하면 균형 능력이 감소하고 허리 통증이 나타난다. 플랭크 운동을 통해 코어 근육을 강화하고 균형 능력을 향상시킬 수 있다.

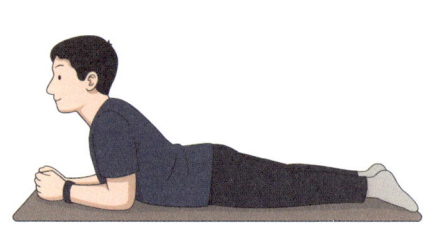

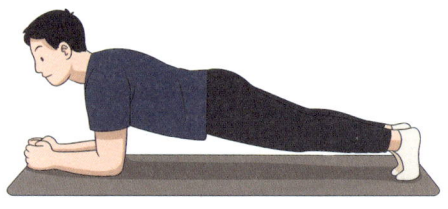

시작 자세   팔꿈치와 아래팔을 지면에 대고 엎드린다.

운동 자세   복부에 힘을 주고 몸통을 땅에서 들어 올리고 40초간 유지한다.

주의 사항   엉덩이가 허리보다 올라가지 않도록 주의한다.

 어깨부터 발목까지 일자가 되게 유지한다.

③④ 한 발 서기

한 발 서기는 일상생활에서 많이 수행하는 기능적 동작이며 균형 능력과 허리와 골반의 근력과 협응력에 영향을 준다.

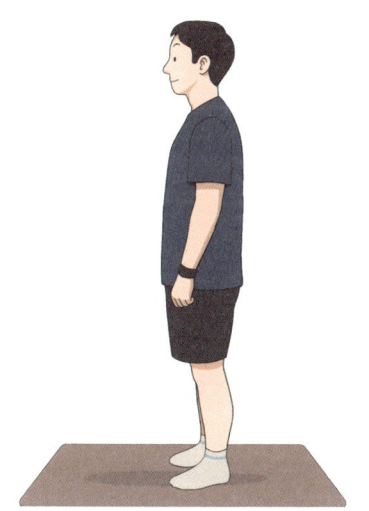
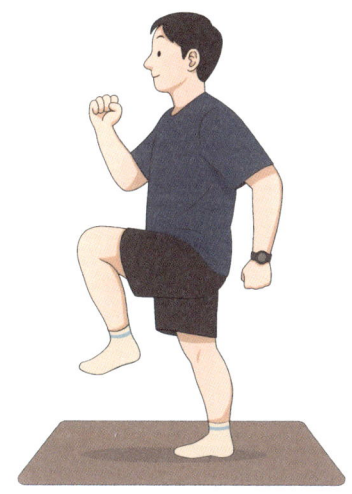

시작 자세 양발을 어깨너비만큼 벌리고 선다.
운동 자세 한쪽 무릎을 90도로 굽혀 다리를 들어 올리고 10초간 유지한다.
주의 사항 몸통이 기울어지지 않도록 유의하며 엉덩이가 뒤로 과하게 빠지지 않도록 주의한다.

 양손에 무게감 있는 물건을 들고 하면 하지 근력 강화에 도움이 된다.

동적 균형 운동

발목과 허리, 골반 근육 강화와 협응력 증가로 움직이는 상태에서도 균형을 잃지 않도록 도움을 준다.

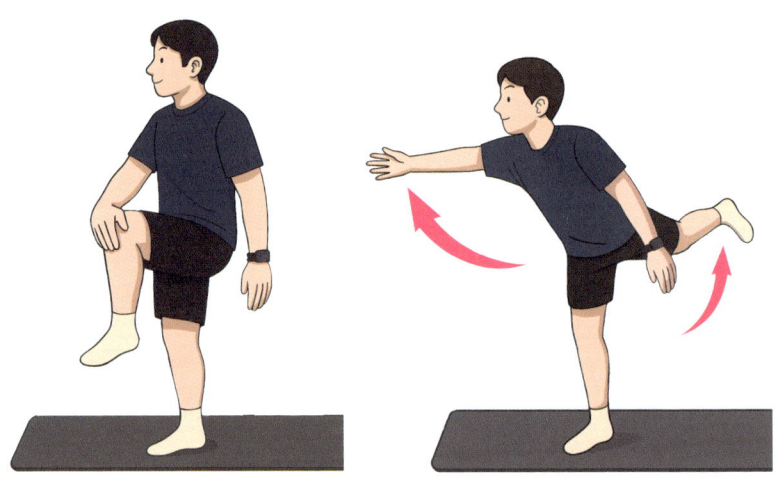

시작 자세 한쪽 무릎을 90도로 굽히고, 다리를 들어 올린 후 반대 손으로 무릎을 터치한다.

운동 자세 다리는 대각선 뒤로, 반대쪽 팔은 대각선 앞으로 이동시켜 10초간 유지한다.

주의 사항 복부에 힘을 주지 않으면 허리에 과한 힘이 들어가 통증이 발생할 수 있다. 몸통이 기울어지지 않도록 주의하고 엉덩이가 뒤로 과하게 빠지지 않도록 주의한다.

> **Tip** 손에 무게감 있는 물건을 들고 하면 균형 능력 향상에 도움이 된다.

4장
운동할 때 고려해야 하는 음식

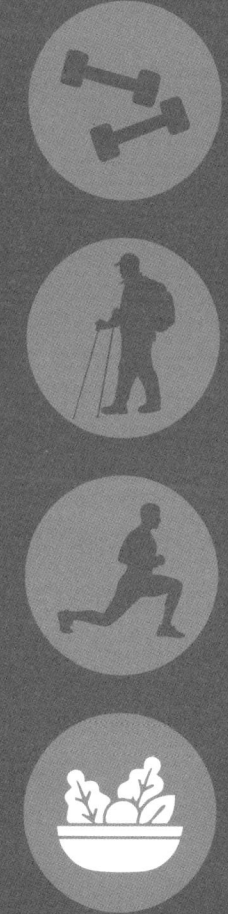

1   50대 이후 영양보충제가 운동에 미치는 영향

운동할 때는 영양 보충이 충분히 이루어져야 한다

식습관은 건강과 밀접한 관계가 있다. 약 10만 6,000명 남녀의 식습관과 건강 결과를 추적 연구한 결과 건강한 식습관을 잘 지킨 사람들은 건강하게 나이를 먹을 확률이 43~84%로 높았다. 반면 트랜스 지방, 나트륨, 육류(특히 붉은색 육류와 가공육) 섭취량이 높은 참가자들은 건강하게 늙을 확률이 가장 낮았다.[65]

    나이가 들면 자연스레 근육량과 기능이 떨어진다. 이러한 상태를 말하는 근감소증Sarcopenia은 2021년 국내에서도 질병으로 인정되었다. 근감소증을 영양학 관점으로 바라본다면 단백질을 빼놓을 수가 없다. 근육을 구성하는 주요 성분인 단백질은 근육 합성과 유지를 위해 충분히 섭취해야 한다. 노년기에는 소화·흡수 능력이 떨어지고 식욕이 적어지기 때문에 단백질 섭취가 부족해지기 쉽다. 근감소증 예방을 위해서는 체중 1kg당 1~1.2g의 단백질을 섭취해야 한다. 근감소증이 이미 진행되었다면 1.2~1.5g의 단백질 섭취가 권장된다. 식사에 단백질이 풍부한 고기가 들어가 있으면 좋겠지만 어렵다면 두부, 콩, 두유, 달걀 2~3개 등으로 단백질을 섭취하는 것이 좋다.

햇빛을 30분 정도 쬐는 것 역시 근감소증을 예방하기 위해 필요한 활동이다. 햇빛 쬐기는 비타민D 생성에 도움이 된다. 비타민D는 단백질의 합성과 근육 세포 성장, 대사 효과 및 염증 감소에 작용한다. 그 밖에 류신, 오메가3, 마그네슘 등 역시 섭취하면 좋다.

50대 이후 좋은 영양보충제와 선택법

① 비타민D 보충제

비타민D에는 D2와 D3 형태가 있는데 이 중 비타민D3가 체내 흡수율이 높다. 비타민D는 지용성이므로 지방이 포함된 식사 시 함께 섭취하면 흡수율이 높아진다. 성인의 경우 일반적으로 600~800IU가 권장되며, 결핍이 있는 경우 더 높은 용량을 처방받는 게 필요하다.

② 단백질 보충제

단백질 종류에는 단백질 쉐이크로 많이 알려진 유청 단백질Whey, 카제인Casein, 식물성 단백질 등이 있다. 유청 단백질은 흡수율이 높고 근육 회복에 효과적이다. 카제인은 흡수가 느려 장시간 단백질 공급이 필요할 때 적합하다. 식물성 단백질은 콩, 완두 등에서 추출되며, 채식주의자나 유당 불내증이 있는 사람에게 추천한다. 단백질 함량은 1회 제공량당 20~30g 제공하는 제품이 이상적이다. 그리고 당분이 적은 제품을 선택하여 불필요한 칼로리 섭취를 줄여야 한다.

③ 칼슘 보충제

칼슘 탄산염Calcium carbonate이 가장 일반적이며, 식사와 함께 섭취 시 흡수율이 높다. 칼슘 시트레이트Calcium citrate는 공복에도 흡수가 잘 되며, 위산 분비가 적은 사람에게 적합하다. 이때 한 번에 500~600mg 이하로 섭취하며, 나누어 먹는 것이 흡수에 도움이 된다. 비타민D가 포함된 제품을 선택하면 칼슘 흡수에 도움이 된다.

④ 마그네슘 보충제

마그네슘 글리시네이트Magnesium glycinate는 흡수율이 높고, 수면 개선 및 스트레스 완화에 도움이 된다. 마그네슘 시트레이트Magnesium citrate는 변비 완화에 도움이 되며, 흡수율이 우수하다. 하지만 마그네슘의 과도한 섭취는 설사 등의 부작용을 유발하기 때문에 반드시 권장 섭취량을 준수해야 한다.

⑤ **오메가3 보충제**

오메가3는 에이코사펜타엔산EPA과 도코사헥사엔산DHA의 함량이 높은 제품으로 선택하는 게 좋다. 오메가3는 다양한 동물을 통해 추출한다. 이 중 어유Fish oil가 가장 일반적인 형태이며, EPA와 DHA가 풍부하다. 조류유Algae oil는 식물성 오메가3로, 채식주의자에게 적합하다. 오메가3는 산화 방지를 위해 비타민E가 포함된 제품이 좋다.

함께 식사하면 식욕 보충 효과가 생긴다

노화로 인해 근육이 줄고 힘이 빠지는 현상에는 단백질 섭취도 운동 못지않게 중요하다. 효과적인 운동을 위해 음식을 잘 먹고 잘 소화하는 것이 관건이다. 하지만 노화로 인하여 감각 기관은 점차 변화가 생긴다. 먼저 후각과 미각이 둔해지면서 냄새와 맛을 잘 느끼지 못하게 된다. 음식 냄새와 맛을 못 느끼면 음식에 대한 흥미가 떨어질 수밖에 없다. 또한 식욕을 억제하는 콜레시스토키닌Cholecystokinin 호르몬이 증가하고, 식욕을 돋우는 그렐린Ghrelin 등의 호르몬 분비가 줄어드는 것 역시 입맛을 떨어지게 만드는 요인이 된다. 생활 환경의 변화도 식욕이 감퇴하는 요인 중 하나이다. 배우자 사별 등으로 홀로 지내게 되는 환경 변화로 인해 우울감, 활동력 저하 등 역시 이유가 된다.

노년기 식욕 부진을 개선하기 위해 다양한 약물들이 사용된다.

특히 항우울제, 위장관 운동촉진제 등을 사용한다. 하지만 장기간 복용 시 효과에 한계가 있다. 따라서 식욕을 증진하고 잘 먹기 위해서는 종합적인 접근이 필요하다. 그중 좋은 방법은 바로 '함께 식사하는 것'이다.

미국 보건복지부 산하 고령자복지국ACL에서는 함께 식사하는 활동이 삶의 질과 영양 섭취에 긍정적인 영향을 준다고 발표했다. 먹는 것은 우리가 죽을 때까지 하는 활동이다. 식사, 요리에 대한 관심을 높이고 입맛이 돌게 하는 환경이 중요하다. 가족, 친지, 지인들과 제철 음식을 찾아 여행하고 집에서 직접 식료품을 사서 요리를 해보는 등의 활동 역시 의미가 있다.

2 저속노화에 독이 되는 음식과 식습관

착한 일을 아무리 많이 해도 나쁜 짓 한 번이 더 안 좋은 것처럼 이로운 음식을 많이 먹는 것보다 해로운 음식을 먹지 않는 것이 훨씬 중요하다. 대표적으로 피해야 하는 것은 당질과 정제 탄수화물이다.

당류 vs 당분 vs 당질의 차이를 이해하자

당질이라고 하면 흔히 '단 것'이라고 착각하기 쉽지만, 사실 전분이나 셀룰로스(채소의 섬유질) 같은 다당류는 당질인데도 단맛이 나지 않는다. 다음 페이지의 용어를 살펴보자.[66]

당질은 노화를 가속하는 주요 원인 중 하나다. 당질을 지나치게 섭취하면 인슐린이 다량으로 분비된다. 인슐린은 혈당을 낮추고 세포를 성장시키는 데 반드시 필요한 호르몬이지만 결과적으

요소	정의
탄수화물	'당질'과 '식이섬유'로 구성된다.
식이섬유	주로 채소, 버섯, 해조류에 풍부한 영양소이다. 식욕과 혈당의 상승을 억제하며, 변비를 예방하는 등 유익한 효능이 있다.
당질	'**당**'으로 구성된 물'**질**'을 말한다. 혈당을 올려서 비만 호르몬인 인슐린을 분비시킨다.
당류	'**당**'질의 한 종'**류**', 당질 안에 포함된 작은 개념이다. 포도당, 과당, 유당, 맥아당, 설탕 등 단맛 나는 것들은 대부분 당류에 속한다.

로 체내에 지방이 쌓이게 만든다. 불필요한 지방이 쌓여 여러 질병으로 이어지고 문제를 일으킨다.

당질과 달리 식이섬유는 칼로리도 없고 포도당도 없으므로 몸에 해롭지 않다. 식이섬유는 식욕을 억제하고 당질의 흡수를 저해한다. 또한 혈중 콜레스테롤 수치를 낮추고 장내 환경을 개선하여 변비를 예방한다.

탄수화물에서 이러한 식이섬유를 뺀 나머지가 정제 탄수화물이다. 간단히 말해 탄수화물은 '당질+식이섬유'이다. 우리 몸에 해로운 음식은 대부분 설탕과 물엿 등의 첨가당과 정제 탄수화물(전분)로 구성된 음식을 의미한다. 자연 그대로의 음식이 아닌 가공된 음식(밀가루 및 튀김류)의 당질로만 구성된다.

우리 몸에 해로운 정제 탄수화물이 아닌 우리 몸에 이로운 천연 탄수화물은 우리 식단에서 사라질 수 없는 중요한 영양소의 한

축을 담당한다. 당연한 말이지만 좋은 탄수화물은 섭취하고, 나쁜 탄수화물은 섭취를 피해야 한다. 탄수화물, 과일, 채소를 더 자세히 들여다보자.

좋은 탄수화물(천연) VS 나쁜 탄수화물(정제)

좋은 탄수화물(천연 탄수화물)은 당질이 적고 식이섬유가 많다. 예를 들면 채소, 버섯, 해조류, 낫또, 아보카도 등이 있다. 이러한 음식은 매 끼니 충분히 먹어주는 것이 좋다.

반대로 나쁜 탄수화물(정제 탄수화물)은 당질이 많고 식이섬유는 적다. 설탕, 밀가루로 만들어진 모든 음식을 말한다. 이들은 영양소도 좋지 않다. 따라서 정제 탄수화물의 과도한 섭취는 몸을 서서히 망가뜨린다. 그래서 나쁜 탄수화물은 최대한 멀리하는 것이 좋다.

당질과 식이섬유 모두 많은 음식으로는 현미, 오트밀, 고구마, 감자, 옥수수, 콩, 과일, 통밀빵 등이 있다. 이러한 음식은 적당히 먹으면 좋다.

좋은 과일과 나쁜 과일

과일은 식이섬유, 수분, 비타민, 무기질 등이 많아서 많이 먹으면 좋은 것으로 생각하는 경우가 많다. 하지만 과일의 유일한 단점은 식이섬유뿐 아니라 포도당, 과당, 설탕 등의 당류도 많다는 것이다. 과일에 들어 있는 당류를 살펴보면 바나나는 개당 각설탕 네 개 반, 사과 한 개 또는 포도 반 송이는 각설탕 다섯 개, 오렌지 한 개에는 각설탕 여섯 개 정도의 당류가 포함되어 있다. 따라서 과일 역시 좋은 과일이 있고 나쁜 과일이 있다.[66]

좋은 과일은 단맛이 적은 과일이다. 예를 들면 아보카도, 레몬, 라임, 블랙베리, 블루베리, 딸기, 구기자, 오미자, 복분자, 그린키위, 자몽 등이다. 여기서 딸기나 키위, 자몽 등은 개량종의 경우 품종에 따라 당도가 높은 경우도 있다. 당도가 높은 과일은 피하는 게 좋다.

달지만 껍질째 먹는 과일도 좋다. 사과, 배, 무화과, 체리, 복숭아, 살구, 자두, 청포도, 오렌지, 귤 등이 있다. 과일 껍질은 당류의 흡수를 억제하면서 각종 영양물질이 풍부하므로 가능한 껍질째 먹는 것이 좋다.

나쁜 과일은 달면서 껍질도 못 먹는 과일이다. 바나나, 파인애플, 망고, 수박, 참외, 포도, 멜론, 감 등이 있다. 물론 수박은 수분이 워낙 많기 때문에 에너지와 수분 소모가 많은 여름에는 적당히 먹어도 좋다. 말린 과일, 주스, 과일 통조림 등은 영양물질은 적고 당류가 농축되어 있다. 정제 탄수화물과 마찬가지로 피하는 것이 좋다. 과일은 하루 1번 주먹 크기 정도의 양만 먹는 것이 좋다. 지병으로 당뇨 등의 대사증후군을 가지고 있다면 가급적 과일의 섭취를 조절해야 한다.

좋은 채소와 나쁜 채소

채소 역시 좋은 채소가 있고 나쁜 채소가 있다.[66]

좋은 채소는 얇은 잎채소류이다. 상추, 깻잎, 청경채, 케일, 치커리, 신선초, 배추, 양배추가 있다. 시금치, 미나리, 쑥갓, 부추, 갓, 명이나물 등도 좋고, 양상추, 파슬리, 새싹, 무순 등도 좋다. 미역, 김, 매생이, 톳, 파래 등의 해조류도 바다에서 나는 잎채소에 해당한다. 실처럼 생긴 콩나물, 숙주나물, 고사리, 미역 줄기, 고사리 줄기 등도 마음껏 먹어도 괜찮다. 오이, 대파, 고추, 애호박, 버섯 등은 당질이 조금 들어 있지만 혈당을 크게 높이지 않고 식이섬유가 충분해서 편하게 먹어도 좋다. 겉은 크지만 속은 빈 피망, 토마토, 파프리카 같은 채소는 당질이 조금 더 많지만 이 역시 식이섬유가 충분하므로 섭취량을 신경 써서 먹을 필요는 없다.

그러나 감자, 고구마, 단호박 등은 당질이 많아 조심해야 한다. 흔히 다이어트 대용품으로 많이 먹지만 이 셋은 채소가 아니라 '밥'이라고 생각하고, 먹는 양을 조절할 필요가 있다.

3 운동과 단식으로 알아보는 올바른 다이어트와 식사

우리의 위장도 가끔은 쉬어야 한다

과거에는 보릿고개라는 말이 있었다. 겨울철 비축한 식량이 없을 때는 나무껍질을 벗겨서 먹을 정도로 가난했다는 말이기도 하다. 인간의 역사에서 항상 먹을거리가 넘쳐나는 생활을 하게 된 것은 비교적 최근이다. 현대 사회는 과거와 달리 도처에 먹을거리가 널려 있기 때문에 우리는 먹는 행위를 멈추지 않는다.

몸의 생리를 살펴보자. 우리의 몸은 언제나 기아 상태를 대비한다. 과거에는 우리 몸이 이런 기아 상태를 대비하기 위해 지방을 축적한다는 점에 착안해 '굶는 다이어트는 좋지 않다', '중간중간 꾸준히 음식을 조금씩 먹어주어야 한다'는 건강법이 주목받았다. 하지만 최근 연구에 따르면 우리의 몸은 그렇게 작동하지 않는다는 것이 밝혀졌다.

대사는 기초대사율Basal metabolic rate, BMR로 뇌 활동, 혈액 순환, 소화와 같은 신체의 매우 기본적인 기능을 유지하는 데 필요한 에너지를 의미한다. 우리의 기초대사는 고정적이지 않다. 제이슨 펑의 《잠시 먹기를 멈추면》에서는 이렇게 이야기한다. "몸은 두 가지 상태로 존재한다. 먹은 후의 '포식' 상태와 먹지 않는 '단식' 상태. 포식 상태에서는 인슐린 수치가 높아 몸이 음식 에너지를 당이나 지방으로 저장하려고 한다. 우리 몸의 대사는 활발해진다. 단식 상태에서는 인슐린 수치가 낮아지고 몸은 저장된 음식 에너지를 사용하게 된다. 따라서 우리는 칼로리를 저장하거나 태우는 일 중 한 가지만 할 뿐 두 가지를 동시에 할 수 없다."[67]

단식을 한다는 것은 저칼로리 식단을 하는 것과 다르다. 단식은 인슐린을 올리는 일체의 탄수화물, 지방, 단백질 등을 섭취하지 않는 것을 말한다. 16시간 정도의 공복(간헐적 단식)은 혈관 내 포도당을 감소시키고, 혈액 내 중성지방, 콜레스테롤 및 조직 내 지방을 분해한다. 이로 인해 지방산, 케톤체가 증가하는데 이것이 체내의 염증을 치료한다. 인슐린 감소, 산화 스트레스의 감소 등의 효과도 발휘한다. 또한 자가포식Autophagy이 활성화된다. 자가포식은 세포 내 노폐물과 손상된 단백질을 제거하는 과정을 만든다. 이 과정은 밤에 활발해지는데 수면이 중요한 이유가 바로 여기에 있다. 단식을 하면서도 잠을 잘 자야 세포 건강이 유지되고, 노화 방지의 효능이 생긴다.

시간으로 나누는 다양한 단식 방법

① **16:8 간헐적 단식(Intermittent fasting 16:8)**

하루 24시간 중 16시간은 공복을 유지하고 나머지 8시간은 식사 가능 시간으로 설정하는 단식 방법이다. 보통 오후 12시~저녁 8시 사이에 식사를 하고 나머지 시간은 물이나 칼로리가 없는 음료만을 허용한다. 가장 대중적이고 지속 가능성이 높은 단식 방법으로 알려져 있다.

② **5:2 단식(주 2회 제한적 단식)**

일주일 중 5일은 평소대로 먹고, 2일은 섭취 칼로리를 500~600 kcal로 제한하는 방법이다. 단식 일은 연속되지 않게 배분하며, 가벼운 단백질+채소 식단을 권장한다.

③ **24시간 완전 단식(Eat-Stop-Sat)**

주 1~2회, 24시간 동안 아예 음식을 섭취하지 않는 방식이다. 예를 들면 저녁 7시에 식사 후 다음 날 저녁 7시까지 금식하는 것 등이 이에 해당한다. 공복 동안 물, 허브차 등은 허용되지만 칼로리는 제한해야 한다.

④ **격일 단식(Alternate-day fasting)**

하루는 정상 식사, 다음 날은 매우 적은 칼로리(약 500 kcal) 섭취를 반복하는 방법이다. '단식일'과 '회복일'을 번갈아 적용하는 방식이다.

⑤ 시간 제한 식사(Time-restricted eating)

16:8 외에도 14:10, 12:12 등 식사 시간만 제한하는 방법도 있다. 공복 시간을 일정하게 유지해 생체 리듬 조절에 도움을 준다. 단식보다 '식사 시기 관리'에 가까운 접근 방식으로 볼 수 있다.

성공하는 단식을 위한 5가지 핵심 순서

단식은 막연하게 굶기만 하는 것이 아니다. 식사 간격을 벌림으로써 원하는 건강을 얻기 위한 노력이다. 모든 단식은 결국 적은 양을 자주 먹는 것이 핵심 원리이다. 무리한 단식을 하면 오히려 건강을 잃기 때문에 각자의 생활 방식에 따라 유연하게 조절해야 한다. 결국 자신에게 맞는 최적의 단식 방법을 찾기 위해 노력해야 한다. 하지만 단식에 적응하고 효과를 보기 위해서는 지켜야 할 몇 가지 조건이 있다.

① 목표 설정

음식을 먹고자 하는 것은 인간의 자연스러운 욕망이다. 우리가 단식하는 것은 인간의 그 자연스러운 욕구를 억제하는 일종의 인위적인 행동으로 볼 수 있다. 인위적인 행동을 하기 위해서는 동기가 필요한데, 이때는 구체적일수록 좋다. 예를 들면 당뇨약 줄이기,

체질량 지수 줄이기, 자주 아프지 않기, 혈압약 끊기, 편두통에서 해방되기, 손주들과 놀기 등이다. 목표를 정하고 나면 종이에 쓰고 휴대폰에 입력하거나 거울이나 달력 옆에 붙여두고 매일 읽어보길 추천한다. 속으로 조용히 읊조려도 좋다. 이는 단식을 통한 저속노화가 습관이 될 수 있도록 차근차근 초심을 잡아두는 과정이다.

② 다른 사람들에게 알리지 않기

단식을 한다고 하면 주위에서는 걱정스럽게 조언한다. "단식하면 병이 날 거야", "단식하면 대사가 느려질 거야", "배고파서 견딜 수 없을 거야"처럼 말이다. 하지만 적절한 단식은 심장병, 암, 당뇨병, 고혈압 등의 위험을 낮춘다. 또한 급격한 저혈당 쇼크가 아니라면 단식은 혈당 조절에 좋은 방법이다. 단식한다고 해도 대사 속도는 느려지지 않는다. 식사를 걸러도 잠시 허기짐을 느낄 뿐 죽음과 같은 극단적인 상황은 발생하지 않는다. 그렇지만 주위의 걱정은 단식에 대한 의지를 꺾는다. 이런 이유로 단식을 외부에 알릴 필요는 없다. 일상에서 차근차근 맞춰서 하면 된다.

③ 간식 끊기

하루 세끼 배부를 때까지 먹되 매 식사는 1시간 안에 끝내야 한다. 식사 시간 외에 간식을 먹지 않다 보면 우리 몸은 식사 때 포만감을 충분히 느낄 수 있게 된다.

④ 단식 연습하기

모든 운동이 강도를 점차 올리듯 단식 역시 '간단한' 단식부터 차차 목표를 높여가야 한다. 처음부터 "앞으로 16:8 단식을 할거야"라고 하기보다는 처음에는 가벼운 단식부터 해보는 것이다. 간식 없이 하루 세 번 먹는 것부터 시간을 늘려가듯 천천히 단식 시간을 늘려가는 방법이 좋다.

좋은 소식은 단식 기간에 물만 마실 필요는 없다는 것이다. 물 이외에도 사골국, 피클주스, 차, 커피 등은 먹어도 좋다. 커피나 차는 이뇨작용을 겸하기 때문에 수분을 유지하기 위해서는 커피나 차 한 잔에 물 두 잔을 마시는 것을 권장한다.

앞서도 말했듯 무엇을 먹느냐 만큼 무엇을 먹지 않느냐가 중요하다는 사실을 잊지 말아야 한다. 설탕과 인공감미료를 피하는 것이 중요하고, 당연히 술도 피해야 한다. 술에 포함된 알코올은 탈수를 유발하며 단식을 통해 낮추고자 하는 인슐린 수치를 높일 수 있기 때문이다.

단식으로 인한 지방 연소는 최소 16시간 이후부터 시작된다. 자가포식이 시작되려면 24~36시간이 되어야 한다. 36시간 이후에는 3배까지 증가하고, 72시간 이후에는 상승이 멈추게 된다.[67] 8시간 동안 두 끼, 일주일에 한두 번만 저녁을 거르는 것이 좋다. 단식을 연습하고 바꿔가면서 몸과 마음이 어떻게 변하는지 느껴보는 것이 중요하다.

⑤ **단식에 익숙해지기**

저녁을 거르고 아침·점심 혹은 아침을 거르고 점심·저녁을 먹는 것에 익숙해지면 이후 일주일에 한 번 정도 하루 한 끼로 줄여본다. 어느 끼니를 거를지는 중요하지 않다. 자신이 생각한 끼니를 먹으면 된다. 평소 점심 약속이 많은 경우 점심을 기준으로 24시간, 저녁 약속이 있는 경우 저녁을 기준으로 단식 기간을 조금씩 늘려보자. 이것이 익숙해지면 48시간, 72시간 등등 점차 기간을 늘려보며 단식에 익숙해지는 과정으로 늘려간다. 이때 무리하면 안 된다.

단, 5일 이상 굶는 단식을 한다면 다시 식사를 시작할 때 견과류 한 줌이나 소량의 샐러드 등으로 천천히 식사를 시작하기를 권한다. 소화 기관 역시 소화를 다시 시작할 준비가 필요하기 때문이다. 이 원리는 36시간 미만 단식에서는 불필요하다.

4 운동 후에 마시면 좋은 건강차

운동 후에는 땀을 많이 흘려 몸이 손상되고, 근육에 피로 물질이 쌓인다. 한의학적 관점에서는 이때 기혈의 순환이 일시적으로 정체되기 쉽다고 표현한다. 기혈을 보강하고, 진액을 보충하며, 근육 피로를 풀어주는 차들을 마시면 회복에 도움이 된다.

여기서 소개하는 차들은 모두 운동 직후 뜨겁게 먹기보다는 미지근하게 마셔야 몸에 더 좋다. 한두 가지 약재를 기본으로 가볍게 달여서 마시는 것이 좋다. 모든 차는 2~3개월 마시다가 한 달 정도 쉬었다가 다시 마시길 추천한다.

<차 만드는 기본 방법>
- 약재 전체 용량의 5~6배의 물을 넣고 30분 정도 끓인 후 복용한다.
- 남은 건 냉장 보관했다가 꺼내 먹는다.

① 생강 대추차: 생강2, 대추2, 감초1

생강은 소화기를 따뜻하게 해주고, 대추와 감초는 기혈을 보충한다. 운동 후 땀을 많이 흘려 오한이 생기거나 몸이 축 늘어질 때 추천한다.

② 쌍화차: 숙지황4, 당귀3, 백작약3, 황기3, 천궁2, 감초1, 계피1, 생강1, 대추1

기혈이 허하고 어지럼증, 근육통이 동반될 때 유익하다. 전통적으로 피로 회복과 허약 체질 개선에 널리 사용되며, 운동 후 과로하였을 때 좋다. 근육통을 예방하기 위해서는 모과를 더하는 것도 좋다.

③ 율무차: 율무 한 줌

체내의 잉여 수분을 제거하여 근육통과 붓기를 줄여준다. 한의학에서는 율무를 소변을 통해 몸속에 정체된 불필요한 수분을 배출하는 '이수삼습利水滲濕' 약재로 보며, 관절·근육통 완화에 유익하다.

④ 생맥산: 인삼1, 맥문동2, 오미자1

땀을 많이 흘려 지친 심장과 폐의 기운을 보강한다. 특히 여름철 탈진 예방, 노약자의 운동 후 체력 회복에 도움을 준다. 인삼이 맞지 않는 경우 오미자차로 대용하여도 좋다.

⑤ **황기차: 황기 한 줌**

기운이 없어 쉽게 지치고 땀이 많은 사람에게 적합하다. 황기는 새는 기운을 막고 땀구멍을 닫는 '보기고표補氣固表' 효능이 있어 운동 후 허탈감이나 면역력이 약한 사람에게 도움이 된다. 단, 황기를 먹고 혈압이 잘 오르거나 부종이 생기는 경우 복용을 중단해야 한다.

감사의 말

70대 신사의 가르침

한 달 전, 부산 소재 도서관 강연 요청으로 부산을 찾았습니다. 강연 주제는 '저속노화 운동법'. 어떻게 하면 일상에서 노화를 늦출 수 있을지 노화, 노쇠, 생활습관을 관련지어 이야기했습니다. 도서관을 자주 이용하는 분들이라 건강을 위한 올바른 생활 습관에 대해 이해도가 높았습니다. 자칫 학술적인 연구와 지식 전달은 지루하기에 저속노화 운동 상식에 대해 O, X 퀴즈를 준비했습니다. 퀴즈 시작 전, 12개의 문제 중 가장 많이 맞춘 분에게 책 선물을 드리겠다고 말씀드리니, 40대부터 70대에 걸친 다양한 연령대 30여 명의 눈빛이 달라졌습니다. 한 문제, 두 문제 풀면서 탄식 소리와 밝은 미소가 뒤엉키며 열의를 불태우고 집중하는 모습에 다들 즐거워했습니다.

　10번 문제가 넘어갈 때쯤 지금까지 다 맞춘 분이 두 명으로 좁혀졌습니다. 11번째, 12번째 문제까지 모두 풀었고, 숨겨둔 비장의 13번째 문항까지 다 마친 후 최종 두 분이 나란히 공동 우승하며 축하 박수를 받았습니다. 축하 인사를 드리며, 다음 내용으로 넘어갈 때쯤 70대 중반으로 보이는 남성분이 손을 들고 말씀하셨습니다.

"강사님, 1등을 한 사람만 선물 주지 말고, 가장 못 맞춘 사람에게 공부하라는 격려 차원의 선물을 줘야 하지 않겠습니까?"

머릿속에 느낌표가 탁! 새겨졌습니다. 맞는 말씀입니다. 첫 번째로 강사 입장에서는 생소한 내용을 더 채워드리기 위해 강의에 신경 쓰지만, 많이 맞힌 분보다 더 알고 싶은 분의 상식을 채우면 더 큰 보람이 되기 때문입니다. 그래서 컨디션 난조로 문제를 적게 맞힌 분에게도 책 선물을 보내드리기로 했습니다. 다른 분들도 그 상황을 좋아하셨습니다. 두 번째로 배움을 위해 노력하시는 그분의 모습이 더 인상적이었습니다. 배움에는 끝이 없다는 것을 몸소 보여주듯 관심이 드러나는 질문을 해주시고 말씀도 해주셔서 감사했습니다. 이렇듯 환자나 수강생이 생각의 전환을 일으키게 도움을 주기도 합니다.

감사 인사를 드려야 할 분이 많습니다. 이 책이 나오기까지 바쁜 임상 현장에서 닦달하는 이의 등쌀에도 예정 기간에 맞춰 함께 집필해주신 공동 저자 선생님께 무한히 감사드립니다. 대한방문재활산업협회 시니어연구소 구성원이자 공동 저자인 김만제, 이태운, 송종유, 배예실, 홍성민, 김우주, 장수영, 정호열, 길태욱 선생님과 책을 통해 함께한 추억을 되새기고, 앞으로도 우정을 이어가며 또 다른 도전과 모험이 함께하길 기대합니다. 책이 더 빛나도록 귀중한 추천사를 써주신 이호성 단국대학교 스포츠과학대학원장님, 김재윤 조선대학교병원 직업환경의학과 연구교수님, 이중열 한의원장님께 감사드립니다.

    끝으로 이 책을 한 번 읽고 덮기보다 집이나 일터에서 가까이 두고 자주 꺼내보시길 바랍니다. 그리고 가장 중요한 것은 '하루 10분' 실천입니다. 저속노화 운동법을 익히고 실천하며, 건강하고 활기찬 일상이 이어지길 기원합니다. 감사합니다.

기차 안에서
안병택

참고문헌

1. Bruce ML, Seeman TE, Merrill SS, Blazer DG. The impact of depressive symptomatology on physical disability: MacArthur Studies of Successful Aging. Am J Public Health. 1994;84(11):1796–1799. doi:10.2105/ajph.84.11.1796. PMID: 7977920.
2. Booth FW, Roberts CK, Laye MJ. Lack of exercise is a major cause of chronic diseases. Compr Physiol. 2012;2(2):1143–1211. doi:10.1002/cphy.c110025. PMID: 23798298.
3. Crimmins EM. Lifespan and healthspan: past, present, and promise. Gerontologist. 2015;55(6):901–911. doi:10.1093/geront/gnv130. Epub 2015 Nov 9. PMID: 26561272.
4. Sun F, Norman IJ, While AE. Physical activity in older people: a systematic review. BMC Public Health. 2013;13:449. doi:10.1186/1471-2458-13-449. PMID: 23648225.
5. Wen CP, Wai JP, Tsai MK, Yang YC, Cheng TY, Lee MC, et al. Minimum amount of physical activity for reduced mortality and extended life expectancy: a rospectivecohort study. Lancet.011;378(9798):1244–1253. doi:10.1016/S0140-6736(11)60749-6. Epub 2011 Aug 16. PMID: 21846575.
6. Blair SN, Davey Smith G, Lee IM, Fox K, Hillsdon M, McKeown RE, et al. A tribute to Professor Jeremiah Morris: the man who invented the field of physical activity epidemiology. Ann Epidemiol. 2010;20(9):651–660. doi:10.1016/j.annepidem.2010.06.001.
7. Saltin B, Blomqvist G, Mitchell JH, Johnson RL Jr, Wildenthal K, Chapman CB. Response to exercise after bed rest and after training. Circulation. 1968;38(5 Suppl):VII1–VII78. doi:10.1161/01.CIR.38.5S5.VII1. PMID: 5679467.

8   Olsen RH, Krogh-Madsen R, Thomsen C, Booth FW, Pedersen BK. Metabolic responses to reduced daily steps in healthy nonexercising men. JAMA. 2008;299(11):1261–1263. doi:10.1001/jama.299.11.1259. PMID: 18349090.

9   Physical Activity Guidelines Advisory Committee. Physical Activity Guidelines Advisory Committee report, 2008. Washington (DC): US Department of Health and Human Services; 2008.

10 Narayan KM, Boyle JP, Thompson TJ, Sorensen SW, Williamson DF. Lifetime risk for diabetes mellitus in the United States. JAMA. 2003;290(14):1884–1890. doi:10.1001/jama.290.14.1884. PMID: 14532317.

11 Ferrucci L, Izmirlian G, Leveille S, Phillips CL, Corti MC, Brock DB, et al. Smoking, physical activity, and active life expectancy. Am J Epidemiol. 1999;149(7):645–653. doi:10.1093/oxfordjournals.aje.a009865. PMID: 10192312.

12 Kim JH, Hong SB, Yi JY, Cho KC. The effect of daytime exercise load on sleep structure and the secretion of growth hormone, testosterone, cortisol, and β-endorphin during sleep. J Korean Sleep Med Psychophysiol. 1999;6(2):116–125.

13 Hennecke M, Brandstätter V, Oettingen G. The self-regulation of healthy aging: goal-related processes in three domains. J Gerontol B Psychol Sci Soc Sci. 2021;76(Suppl 2):S125–S134. doi:10.1093/geronb/gbab011. PMID: 33709102.

14 Gerstorf D, Ram N. Limitations on the importance of self-regulation in old age. Hum Dev. 2009;52(1):38–43. doi:10.1159/000189214.

15 Kim HJ, Lee WJ. Exercise and reactive oxygen species. J Clin Biochem Nutr. 2007;41(1):1–8. doi:10.3164/jcbn.2007001. PMID: 18398492.

16 김주영, 이주형. 운동유발성 횡문근융해증에 대한 고찰. 코칭능력개발지. 2010 12(2), 205-17.

17 서울대학교 의과대학 국민건강지식센터. 유산소 운동 시 적절한 수분 섭취 방법. 2016 Jan 6 Available from: https://health.snu.ac.kr

18 서울대학교 의과대학 국민건강지식센터; 권혁태. 건강문제 및 건강관리 – 원푸드 다이어트의 허와 실. 2018 Nov 8 Available from: https://health.snu.ac.kr

19 Herbison GJ, Jaweed MM, Ditunno JF. Muscle fiber types. Arch Phys Med

Rehabil. 1982 May; 63(5): 227-30. PMID: 6462127.

20. MacIntosh, Brian R. ; Gardiner, Phillip F. ; McComas, Alan J. (2006). Skeletal Muscle: Form and Function. Human Kinetics. ISBN 978-0-7360-4517-9.

21. Plotkin DL, Roberts MD, Haun CT, Schoenfeld BJ. Muscle Fiber Type Transitions with Exercise Training: Shifting Perspectives. Sports (Basel). 2021 Sep 10; 9(9): 127. doi: 10. 3390/sports9090127. PMID: 34564332; PMCID: PMC8473039.

22. Brunner F, Schmid A, Sheikhzadeh A, Nordin M, Yoon J, Frankel V. Effects of aging on Type II muscle fibers: a systematic review of the literature. J Aging Phys Act. 2007 Jul; 15(3): 336-48. doi: 10. 1123/japa. 15. 3. 336. PMID: 17724398.

23. Nilwik R, Snijders T, Leenders M, Groen BB, van Kranenburg J, Verdijk LB, van Loon LJ. The decline in skeletal muscle mass with aging is mainly attributed to a reduction in type II muscle fiber size. Exp Gerontol. 2013 May; 48(5): 492-8. doi: 10. 1016/j. exger. 2013. 02. 012. Epub 2013 Feb 17. PMID: 23425621.

24. Ikezoe T, Mori N, Nakamura M, Ichihashi N. Age-related muscle atrophy in the lower extremities and daily physical activity in elderly women. Arch Gerontol Geriatr. 2011;53(2):e153 – e157. doi:10.1016/j.archger.2010.08.003.

25. Tome Ikezoe, Natsuko Mori, Masatoshi Nakamura, Noriaki Ichihashi. Age-related muscle atrophy in the lower extremities and daily physical activity in elderly women. Archives of Gerontology and Geriatrics, Volume 53, Issue 2, 2011, Pages e153-e7, ISSN 0167-4943, https: //doi. org/10. 1016/j. archger. 2010. 08. 003.

26. Kang JH, Park RY, Lee SJ, Kim JY, Yoon SR, Jung KI. The effect of the forward head posture on postural balance in long time computer based worker. Ann Rehabil Med. 2012 Feb; 36(1): 98-104. doi: 10. 5535/arm. 2012. 36. 1. 98. Epub 2012 Feb 29. PMID: 22506241; PMCID: PMC3309315.

27. Butt R, Malick WH, Kouser S, Raouf D. Levels of physical activity and its association with antigravity muscles. J Pak Med Assoc. 2021 Oct; 71(10): 2445-7. doi: 10. 47391/JPMA. 04-592. PMID: 34974589.

28. Ikezoe T. Age-Related Change in Muscle Characteristics and Resistance Training for Older Adults. Phys Ther Res. 2020 Dec 4; 23(2): 99-105. doi: 10. 1298/ptr. R0009. PMID: 33489646; PMCID: PMC7814211.

29. Phelan EA, Mahoney JE, Voit JC, Stevens JA. Assessment and management of fall risk in primary care settings. Med Clin North Am. 2015 Mar; 99(2): 281-93. doi: 10. 1016/j. mcna. 2014. 11. 004. PMID: 25700584; PMCID: PMC4707663.
30. Australasian Menopause Society. Decreasing the risk of falls and fractures before, during and after menopause.
31. Saravanakumar P, Higgins IJ, van der Riet PJ, Marquez J, Sibbritt D. The influence of tai chi and yoga on balance and falls in a residential care setting: A randomised controlled trial. Contemp Nurse. 2014; 48(1): 76-87. doi: 10. 1080/10376178. 2014. 11081929. Epub 2014 Jul 23. PMID: 25410198.
32. Iaboni A, Flint AJ. The complex interplay of depression and falls in older adults: a clinical review. Am J Geriatr Psychiatry. 2013 May; 21(5): 484-92. doi: 10. 1016/j. jagp. 2013. 01. 008. Epub 2013 Feb 6. PMID: 23570891; PMCID: PMC4880473.
33. Yamasaki T. Preventive strategies for cognitive decline and dementia: benefits of aerobic physical activity, especially open-skill exercise. Brain Sci. 2023;13(3):521. doi:10.3390/brainsci13030521. PMID: 36984557.
34. KBS 뉴스. 치매 원인 '뇌 속 노폐물' 주요 배출 경로 세계 최초 규명. 2024 Jan 12 Available from: https://news.kbs.co.kr/news/view.do?ncd=7874564
35. Alexopoulos GS. Biological factors influencing depression in later life: role of aging processes and treatment implications. Transl Psychiatry. 2023;13:160. doi:10.1038/s41398-023-02507-1. PMID: 37138803.
36. Feng Z, Chen Q, Li Y, Xue Z, Hao X. The association between falls and depressive symptoms among older adults: evidence from the China Health and Retirement Longitudinal Study. Front Public Health. 2023 Oct 30; 11: 1248551. doi: 10. 3389/fpubh. 2023. 1248551. PMID: 38026352; PMCID: PMC10643149.
37. Wanigatunga, Amal A. et al, Moderate-to-Vigorous Physical Activity at any Dose Reduces All-Cause Dementia Risk Regardless of Frailty Status. 2025 Mar; 26(3): 105456. doi: 10. 1016/j. jamda. 2024. 105456.
38. Reed JL, Prince SA, Cole CA, et al. Nordic walking improves functional capacity and quality of life in patients with heart disease: a randomized controlled trial. Can J Cardiol. 2024;40(5):622-630.

39. Mayo Clinic Community Health Report(2023).
40. Wikipedia contributors. Nordic walking. Wikipedia, The Free Encyclopedia. 2025 May [cited 2025 Oct 5]. Available from: https://en.wikipedia.org/wiki/Nordic_walking
41. Willson JD, Torry MR, Decker MJ, Kernozek TW, Steadman JR. Load dynamics of joints in Nordic walking. J Appl Biomech. 2013;29(2):121–128. doi:10.1123/jab.29.2.121.
42. Słomka KJ, Cieślińska-Świder J, Wojciechowska-Maszkowska B, Stemplewski R, Wieczorek A. Impact of a 10-month Nordic walking training on the level of bone markers and bone mineral density in premenopausal women with NAFLD and prediabetes: a randomized trial. Int J Environ Res Public Health. 2021;18(14):7570. doi:10.3390/ijerph18147570.
43. Gomeñuka NA, Oliveira HB, Silva ES, Costa RR, Kanitz AC, Liedtke GV, Schuch FB, Peyré-Tartaruga LA. Effects of Nordic walking training on quality of life, balance and functional mobility in elderly: a randomized clinical trial. PLoS One. 2019;14(1):e0211472. doi:10.1371/journal.pone.0211472.
44. Nagyová I, Jendrichovský M, Kúčinský R, Lachytová M, Rus V. Effects of Nordic walking on cardiovascular performance and quality of life in coronary artery disease. Eur J Phys Rehabil Med. 2020;56(5):616–624. doi:10.23736/S1973-9087.20.06120-1.
45. Kim YJ, Lee SJ, Park HJ. 수중운동이 골관절염 여성노인 환자의 관절각도, 관절통증, 관절강직 및 기능제한에 미치는 효과. J Korean Gerontol Nurs. 2015;17(2):89-98.
46. Choi JH, Kim YS. Aquatic exercise on improve physical function for athletes. J Sports Phys Ther. 2017;12(4):245-252.
47. Heo JW, Noh MY, Park DH, Kang JH, Kwak HB. 노화성 근감소증과 운동. Korean J Kinesiol. 2017;19(2):43-53.
48. Kim JH, Lee SY, Park MH. 수중운동프로그램이 여성노인의 신체조성과 심혈관 요인에 미치는 효과. J Korean Soc Phys Ther. 2024;26(3):123-130.
49. Neiva HP, Brandão Faíl L, Izquierdo M, Marques MC, Marinho DA. The effect of 12 weeks of water-aerobics on health status and physical fitness: an ecological approach. PLoS One. 2018;13(5):e0198319. doi:10.1371/journal.

pone.0198319.

50 Harvard Health Publishing. The health benefits of tai chi. 2022 May 24.

51 Li, L. , Guo, S. , Ding, B. , & Zhang, J. (2024). Effectiveness of Tai Chi exercise on balance, falls, and physical function in older adults: a meta-analysis. Frontiers in Medicine, 11, 1486746.

52 Wang, X. et al. (2019). Tai chi can prevent cardiovascular disease and improve cardiopulmonary function. Medicine (Baltimore).

53 Kang SJ, Kim JH, Ko GJ. Effects of aerobic, resistance, and balance exercise program on skeletal muscle index, functional fitness, and health-related quality of life in frail elderly women. J Korean Acad Kinesiol. 2015;17(4):9-20.

54 Galantino ML, Galbavy R, Quinn L. Modified chair yoga program to reduce falls risk in at-risk older adults. Int J Yoga Ther. 2012;22(1):79–86. PMID: 23070673.

55 Anderson E. Chair yoga: an evidence-based approach to balance and fall prevention for older adults. 2024. Available from: https://www.yogianatomy.com.

56 Park SH, et al. Take a seat for yoga with seniors: a scoping review. OBM Integr Complement Med. 2019;4(3):21. doi:10.21926/obm.icm.1903021.

57 Frampton C, et al. Reduced anxiety and depression and improved mood in older adults living in care homes after participating in chair yoga. J Appl Gerontol. 2024;43(3):434–443. doi:10.1177/07334648231150561.

58 MacDonald A. Seated yoga for seniors: a guide to safe and effective practice. Yogi Anatomy Press; 2023.

59 Lee JH, Kim YS, Park JH. Effects of resistance exercise on muscle mass, strength, and physical performance in older adults with sarcopenia: A meta-analysis. J Korean Soc Exerc Nutr. 2020;24(2):115-126.

60 Cruz-Jentoft AJ, Baeyens JP, Bauer JM, Boirie Y, Cederholm T, Landi F, et al. Sarcopenia: European consensus on definition and diagnosis. Age Ageing. 2010;39(4):412–423. doi:10.1093/ageing/afq034. PMID: 20392703.

61 Landi F, Liperoti R, Russo A, Giovannini S, Tosato M, Capoluongo E, et al. Sarcopenia as a risk factor for falls in elderly individuals: results from the ilSIRENTE study. Clin Nutr. 2012;31(5):652–658. doi:10.1016/

62. Westcott WL. Resistance training is medicine: effects of strength training on health. Curr Sports Med Rep. 2012;11(4):209–216. doi:10.1249/JSR.0b013e31825dabb8. PMID: 22777332.

63. Hunter GR, Wetzstein CJ, Fields DA, Brown A, Bamman MM. Resistance training increases total energy expenditure and free-living physical activity in older adults. J Appl Physiol (1985). 2000;89(3):977–984. doi:10.1152/jappl.2000.89.3.977. PMID: 10956341.

64. Liu CJ, Latham NK. Progressive resistance strength training for improving physical function in older adults. Cochrane Database Syst Rev. 2009;(3):CD002759. doi:10.1002/14651858.CD002759.pub2. PMID: 19588334.

65. Harvard T.H. Chan School of Public Health. Nutritious diet in midlife linked to healthier aging. 2024 Jul 11.

66. 쏘팟 (이동훈). 쏘팟의 하나만 빼고 다 먹는 다이어트: 맘껏 먹으면서 평생 날씬하게. 서울: 21세기북스; 2020. p.51–66, 72–75.

67. 펑 J, 메이어 E, 라모스 M. 잠시 먹기를 멈추면: 삶을 축제로 만드는 간헐적 단식의모든 것. 이문영 역. 서울: 라이팅하우스; 2021. p.34, 144.

하루 10분 저속노화 운동법
몸의 시계를 늦추는 생활습관

초판 1쇄 2025년 11월 26일 발행

지은이 안병택
펴낸이 김현종
기획총괄 배소라 **출판본부장** 안형태
책임편집 김수진 **편집** 최세정 진용주 황정원 장진경 안선희
디자인 조주희 김연주 **마케팅** 김예리 신잉걸
방송사업·미래전략본부 정태준 문상철 이주리 백범선 박윤수 남궁주철

펴낸곳 (주)메디치미디어
출판등록 2008년 8월 20일 제300-2008-76호
주소 서울특별시 중구 중림로7길 4
전화 02-735-3308 **팩스** 02-735-3309
이메일 medici@medicimedia.co.kr **홈페이지** medicimedia.co.kr
페이스북 medicimedia **인스타그램** medicimedia
유튜브 medici_media

ⓒ 안병택, 2025
ISBN 979-11-5706-496-0 (03510)

Image Credit: p. 80 ⓒ GettyimagesBank

이 책에 실린 글과 이미지의 무단 전재·복제를 금합니다.
이 책 내용의 전부 또는 일부를 재사용하려면 반드시 출판사의 동의를 받아야 합니다.
파본은 구입처에서 교환해 드립니다.